JN126241

緊急対応
見逃さない腹痛診断の極意

嵩下英次郎

友愛医療センター 副院長

Emergency Response:
Secret for Diagnosis of
Abdominal Pain

中外医学社

外科医の腹痛患者の聞き方，診方，考え方 訴訟を避ける対応

重症疾患の診断が楽しくなる本

はじめに

　腹痛の症状には血管，消化管，神経など様々な要因があり，腹痛診察に苦手意識を持つ医師は多い．教科書に書かれている内容その全てを考えて日常診療ができる医師は少ない．救急室や外来で，腹痛患者でコンサルトを受けた場合に見逃しが許されない状況で，我々外科医がどのように考えて限られた時間内で腹痛患者を診察しているのかを書いてみた．実際に研修医がすぐに実践できるように，シンプルな方法での記載を心がけた．この内容は現在当院の研修医教育で行っている内容である．

　もちろんこの方法に異論がある先生もいるであろうが，ここでは私が外科医としてこれまで30年以上救急の現場から様々な腹痛患者のコンサルトを受け，診断治療してきた方法を紹介する．

「ひづめの音が聞こえたらシマウマではなく馬を探せ」
「When you hear hoofbeats, look for horses not zebra」
　アメリカの医学会での格言であり，「まずは確率の高い，当たり前のことから疑え」という意味である．私も研修医時代によくアメリカの専門医を持った先生方に言われたことを思い出す．

　しかし一定の確率でkiller disease（見逃すことにより患者が死に至る可能性のある疾患，以下killer disease）が紛れていたり，SMA血栓塞栓症などが見逃されていたり，絞扼性腸閉塞を腸炎として経過観察されている症例を経験する．
　これまでの臨床経験の中で，見逃しや診断遅れが原因で，最悪の結果になった患者，手術で命は助かっても日常生活が送れなくなった患者に対して申し訳ない思いで治療しながら，
「なんとかこのようなシマウマ疾患が普通に見逃さないように診断できるような教育はないものか」
と考え，これまで試行錯誤しながら研修医講義を行ってきた．

そこで私が外科医として研修医に腹痛に関して教育していることは，

「ひづめの音が聞こえたら，シマウマを除外してから馬を探せ」

としている．

「まず最初に生命を脅かす疾患は必ず除外し，その過程をカルテに記載し，その後に馬をゆっくり診断してください」

実際に外科医は見逃しのないよう様々な方法で腹痛患者に対応していると思う．医者の数だけ様々な方法，考え方はある．

頻度を知っている，エビデンスを知っていることは素晴らしいことだが，外科医としては頻度，エビデンスよりも「目の前の患者さんに緊急疾患が本当に隠れていないのか」という見逃しが決して許されない状況で診療を続けていると思う．

その中の一つである，今我々が行っている方法を紹介する．

この本では，

腹痛に関する医療推論は誰でも簡単に，1年目でも killer disease を見逃さない問診ができるように心がけた．診察もシンプルで基本的な内容である．

CT の見方考え方では医師として最低限知るべき基礎的な異常所見を提示した．臨床所見と照らし合わせ，読影を行い，治療判断もできるようになることを目的とした．

ER 型救急病院でアドバンスドトリアージ（診断能力の高い救急医が行うトリアージ）を行う診断能力に長けた救急医が 24 時間在籍している病院では問題ないであろう．しかし，そうでない場合，ここで示す方法は，CT を撮る閾値は下がるが重大疾患の見逃しが少なくなる方法と考えている．実際最近も，夜間の救急でこの教育を受けた当院 1 年目が来院直後，まだ腹膜刺激症状も何もない時点で SMA 血栓塞栓症を見抜き来院数分で診断し，迅速な治療につながった．また別の 1 年目は SMA 単独解離の症例を来院後すぐに診断した．

1999 年の患者取り違え事件以来，日本では医療訴訟が増え，2003 年のカルテ開示の義務化や，民事訴訟のみならず通常診療でも結果次第で刑事訴訟にまで発展する日本の司法制度，治療結果が悪ければ医療ミスと考える日本の今日の風潮によって，たとえ非常に稀な疾患でも誤診，診断の遅れが，以前にも増して許されない時代となっている．

ますます初療医の診断能力，判断能力が問われてくる時代である．

しかし医療は不確実であり，「絶対○○である」とは言えないことが多い領域である．時に診断が難しく，すぐに診断が思いつかない場合もある．働き方改革が叫ばれよく耳にするようになったが，いまだに医師は過重労働を強いられる場合も多く，意識せずに何らかの認知バイアスが加わったまま診療を行っている．認知バイアスは誤診につながりトラブルにまきこまれ，悪循環の連鎖となる．

この本の後半は，

認知バイアスは常にかかっているものと考え，症例ごとにもう一度再確認することが大切である．診断時の認知バイアスをなくすために，我々が研修医に教えている方法を伝えるとともに，患者の帰宅時のトラブルを避ける説明方法，トラブルに巻き込まれた時に唯一自分を助けるカルテ記載に関しても簡単に記載した．

この本の目的

・研修医，若手医師が腹痛患者の問診，診察，診断，判断に，自信を持ってすぐに対応できるようになること．
・患者の生命や予後に関わる致命的な誤診をしないようになること．
・研修医，若手医師がトラブル，訴訟に関して，医療側の対策を知りできるようになること．

この本の使い方とお願い

この本は診断レベルでの緊急疾患の見逃しがないように，外科医が考える腹痛疾患の診断の流れ，考え方を中心に記載した．外科医の経験に基づいておりエビデンスを論じる内容ではない．各疾患に関しての内容は不十分であるため，個々の症例の詳細に関しては論文，教科書，ガイドラインなどで各自確認することをお願いする．

CONTENTS

04　稀な腹痛患者エピソードと診断のカギ

05 腹痛患者診断での認知バイアスをなくすための方法

06 訴訟はなぜ起きる？　訴訟回避するための心がけ

腹痛患者の緊急疾患を見逃さない問診と考え方

POINT

● その腹痛は
① 突然発症か？　受療行動は？
② 間欠痛か？　持続痛か？
　この2つの質問から医療推論を開始する．

突然発症の腹痛への対応

・まず生命に関わる可能性のある疾患の除外を行う．
・突然発症の腹痛は腹部に起因するものだけではないことを常に認識する．
・救急に来院する患者は「急に痛くなった」と訴えることが多いが，本当に突然発症なのかを明確にする必要がある．

　突然発症の定義は，「違和感を覚えてから痛みが最強になるまで2分以内」がよく用いられる．"突然発症"であったのかどうかを確認するための問診としては，例えば「違和感を覚えて痛みが最強になるまでに要した時間はどれくらいですか？」と定義をそのまま質問に変えるやり方や，テレビを見ていた時の発症なら「その痛みの起こり方は例えば画面がコマーシャルになった瞬間に起きたように急でしたか？」，食事をしていた時なら「例えば食べ物を口に入れる瞬間に起こったような起こり方でしたか？」や「その痛みの起こり方は瞬きした瞬間に起こったような始まりでしたか？」など，相手が理解し返答しやすいような質問を行い，突然発症であったのか，そうでないかを明確にすること．問診をする者が，自身の言葉で確認できるようにするための質問を考えて問診することが重要となる．

受療行動を考える

　「受療行動」とは病院を受診する行動全てを指すが，ここで使用する「受療行動を考える」とは，"今回の受診が，**患者にとって通常は行わない行動であったのか，そうではないのか**"を考えてみるという意味で使用している．以降，「受療行動あ

り」＝「この患者にとって今回の受診は，通常は行わない行動での受診であった」という意味で使用する．

例えば，患者は通常元気であり普通に生活しているが，今回は夜間の痛みで目を覚まし，夜中の2時にもかかわらず発症から20分で救急車搬送となった，というケースを考えてみよう．この場合“痛みで目が覚めた”という経緯から突然発症の可能性が高いこと，それに加え，普通の腹痛であれば救急車を呼んでまで夜間に病院には行かないはずである，ということを踏まえ医師としては，この患者の痛みは<u>生命の危機を感じるほどの痛み</u>であり，<u>血管系の疾患である可能性が高い</u>，と考える必要がある，ということである．このような思考の流れを**受療行動を考える**として使用している．

つまり，“受療行動あり＝生命に危機を感じている”と判断できる状況と解釈することが重要となる．突然発症，受療行動が当てはまる場合には，腹部疾患に限らず，心筋梗塞，大動脈解離など最優先の疾患の可能性が高く，直ちに心電図，造影CTなど確定診断目的の検査を行う．

注）CTを撮る前の注意点としては，患者が妊娠可能年齢の女性である場合には，**妊娠反応は確認**しておく．

問診により突然発症，受療行動が当てはまる場合は造影CTを撮ることになるが，撮影が終わるまでの間に<u>CTの異常所見を予測</u>し，<u>自分の診断精度を上げる</u>努力をしよう．これを積み重ねることにより，より精度の高い診断能力が身につくことになる．

あわせて大事なことは，<u>痛みの性状が，間欠痛（蠕動痛）なのか持続痛なのかを確認すること</u>だ．

痛みを大きく2つに分けて持続痛か間欠痛かを聞き，具体的な疾患の鑑別を考えていく．以下はその代表的な疾患についてそれぞれの特徴を記載した．

● 最初の問診で，突然発症，受療行動が当てはまる場合には，腹部疾患に限らず血管系疾患や食道破裂，SMA血栓塞栓など最優先の疾患の可能性が高く，直ちに確定診断目的の検査，心電図，造影CTなどを行う．

JCOPY 498-16668

■ 突然発症＋受療行動あり＋持続痛

◆ Killer disease の除外

腹部以外の疾患で killer disease の除外は必須である．疾患としては，

❶ 心筋梗塞

❷ 大動脈解離

❸ 肺塞栓

❹ Boerhaave 症候群，いわゆる**特発性食道破裂**

❺ 胸部大動脈瘤切迫破裂

となる．

　これらの疾患は通常，胸痛が主訴になるが心窩部痛が主訴のこともある．特に心筋梗塞ではしばしば見かける．典型的な症状を呈する場合は，それぞれの疾患の特徴的所見を OPQRST や key word で聞き診断する．

　❶ **心筋梗塞**なら key word は突然発症に加え「締め付けられる痛み」，「放散痛」などを聞き出し診断につなげる．

　❷ **大動脈解離**は突然発症に加え「裂けるような痛み」，「痛みの移動」，「痺れ」などが key word としてあがる．

　❸ **肺塞栓**は症状突然発症に加え「頻脈」，「DVT（深部静脈血栓症）を起こすようなエピソード」などを確認し診断につなげる．

　典型的な症状を呈していない場合で，突然発症，受療行動があれば，必ず心電図で心筋梗塞を除外し，妊娠可能年齢の女性の場合は妊娠を除外した後，造影 CT 施行し，血管系疾患を探す．

　❹ **Boerhaave 症候群，いわゆる特発性食道破裂**は，特発性という名称であるが，病態は嘔吐による食道内圧の上昇が食道破裂の原因であり，通常は下部食道，左側に多く，心窩部痛が主訴の症例を多く経験した．

　この時大切な問診は，嘔吐と痛みの前後関係である．突然発症，受療行動を認める疾患全てに，激しい痛みからくる迷走神経反射による嘔吐は見られる可能性がある．大切なことは「痛みが起きたのは嘔吐の前か後か」を忘れないで問診する癖をつけることが Boerhaave 症候群いわゆる特発性食道破裂疾患を**初療で診断できるカギ**である．

　❺ **胸部大動脈瘤切迫破裂**は他の症状，例えば大量喀血などで受診することもあるが，突然発症の疾患として念頭に置いておく．

◆腹部に原因のある血管系の疾患の除外

　突然発症，受療行動＋持続痛で腹部に原因がある血管系の疾患として以下の疾患は鑑別にあげてほしい．

❶ 上腸間膜動脈（SMA）血栓塞栓

❷ 大動脈瘤切迫破裂

❸ 大動脈解離（腹部，逆行性）

❹ 上腸間膜静脈（SMV）血栓症

　❶ **SMA 血栓塞栓症**は急性腹症の 1% 程度で，まさにシマウマ疾患（稀な疾患の意味で使用）である．かなり痛がっているにもかかわらず腹部所見に乏しく，腸蠕動音も亢進している場合（☞ p.21［平坦軟：腸蠕動音］参照）もある．身体所見からは外科疾患を最も連想しにくい疾患である．これを診断するためには，突然発症，受療行動を常に意識して問診，診察すること以外には初療で鑑別にあげることは難しい．Af（心房細動）などの既往もはっきりしないことも多い．

　❷ **大動脈瘤切迫破裂**はショックバイタルなどがあれば必ず除外する．突然発症，受療行動で鑑別にあがれば腹部エコーで簡単に診断できる．

　❸ **大動脈解離**：腹痛が主訴で来院したケースでは，突然発症，救急車受診（受療行動）に加え短時間内に痛みの部位が変わったことと，痺れを強調していたため診断につながった．解離患者の症状として痺れはよくあるように思う．

　❹ **SMV 血栓症**は突然発症で来院したケースもあるが，そうでないケースの方が多く経験した（☞ p.8［突然発症なし＋受療行動ありの腹痛］参照）．

◆類似症状のある疾患

　突然発症，受療行動のある持続痛患者の場合，**血管系の疾患を除外**したら，それ以外で類似の症状を呈するものとしては，

❶ 腸管穿孔

❷ 胆石発作（胆嚢炎）

❸ 尿管結石発作

❹ 卵巣捻転

❺ 精巣捻転

❻ （膵炎）

　❶ **胃十二指腸潰瘍穿孔**などの**腸管穿孔**は腹膜側に穿孔していれば腹膜刺激症状が著明なことが多く診断は比較的容易であるが，後腹膜や腸間膜に穿通した場合

JCOPY 498-16668

には腹膜刺激症状が出るまでにしばらく時間がかかることや，高齢者で板状硬がわかりにくい症例もあり注意する（☞ p.14 ［板状硬，圧痛，反跳痛］参照）．

❷ **胆石発作(胆囊炎)** に関しては突然発症で救急車来院する症例も経験する．このような場合にはまず killer disease 除外を行うが，CT で胆石発作の診断に近づくことができる場合がある（詳しくは☞ p.66 ［生理機能を考えた読影：胆石発作の診断？］参照）．また胆石発作の場合はエコーでの胆囊の腫大や，問診で食事の内容，食事から症状発現までの時間，以前の同様の経験などを聴取し診断に近づける．

❸ **尿管結石発作**の特徴は患者がじっとしていないことが多い．ベッド上で寝返りを繰り返すなどである．尿管結石発作を疑った場合にはエコーで水腎症の確認を直ちに行う．その際，念のために腹部**大動脈瘤の切迫破裂も除外**しておく．エコーで簡単にできるので水腎を確認する際，ほんのちょっとの手間を惜しまず全例に腹部大動脈瘤の確認を行う癖をつけておけば，決して腹部大動脈瘤切迫破裂（後腹膜出血症例）は見逃さないはずである．

❹ **卵巣捻転**は激しい嘔吐を伴うことが多い腹痛で，卵巣囊腫が小さい場合は腫瘤として触れないため腹部所見ではわからない．エコーや CT で特徴的な所見があり診断する（詳しくは☞ ［03 章］参照）．嘔吐は痛みによる迷走神経反射であり，かなり激しいこともあるため消化器系の疾患を最初疑うことが多い．

❺ **精巣捻転**は下腹部痛で来院することが多い．思春期前後の患者の下腹痛は注意する．こちらも激しい痛みによる迷走神経反射で嘔吐を伴う場合もある．エコーで精巣動静脈のねじれを見つけることができる場合もある．睾丸のドップラーエコーなどを駆使し，左右差を確認し診断につなげる．

❻ **膵炎**の場合突然発症は少ないが，問診，血液検査や CT で診断を行う（☞ p.10 ［突然発症も受療行動もない＋持続痛］参照）．

その他の疾患として，
❶ **虫垂炎**
❷ **憩室炎**

虫垂炎，憩室炎は突然発症のことはほぼないが，虫垂炎は激しい心窩部痛を訴える患者を時々見かけ，心筋梗塞の除外がされたケースもある．

虫垂炎は悪心，嘔吐，食思不振などの消化器症状が憩室炎より強いことが多い．問診や診察で**虫垂炎**か**憩室炎**で迷う場合もあるが，食欲が通常通りの人は**憩室炎**の確率が高い．現在では**虫垂炎**は緊急手術ではなくなっており手術の際もほぼ準緊急で行うため，夜間は抗菌薬を開始し翌日の外科相談が多くなった．虫垂炎，

憩室炎ともに最初の治療は抗菌薬投与であるので問診での鑑別に関しては大きな意味はないかもしれない（☞ p.10［突然発症も受療行動もない＋持続痛］参照）.

● 突然発症，受療行動＋持続痛の場合 killer disease は必ず念頭に置く．具体的には心筋梗塞，解離，SMA 血栓塞栓，動脈瘤など血管系疾患の除外と穿孔，穿通，捻転の除外を行う．

■ 突然発症＋受療行動あり＋間欠痛

◆ 絞扼性腸閉塞の除外

絞扼性腸閉塞は突然発症で，救急車受診の場合がある．つまり突然発症＋間欠的腹痛という状況では，絞扼性腸閉塞は除外する.

注意点として絞扼性腸閉塞も腸閉塞ではあるが，激しい痛みで救急車来院の場合には，発症から来院までの時間が短く，通常の腸閉塞イメージとは異なり，腸管の拡張やニボー（air-fluid level）を呈さないことがあり見逃しの原因となる．造影 CT で絞扼性腸閉塞の所見（☞ p.46［各種異常の原因を考察する］参照）で診断する.

また絞扼性腸閉塞の場合は壊死を示唆する症状として，経過中，**間欠痛から持続痛へ痛みの性状が変化する**と言われており，実際にそのような症状変化を多く経験した．また持続痛になった時点で痛みがかなり良くなったと訴える人もいるので注意が必要である.

画像診断が進歩していない時代では，激しい痛み，間欠痛から持続痛への痛みの変化は非常に大切な腸閉塞手術適応の目安として外科医は認識していた.

◆ ヘルニア嵌頓の除外

それ以外に突然発症間欠的腹痛はヘルニア嵌頓など除外する必要がある.

ヘルニア嵌頓はどちらかというと突然発症ではない場合が多いが，突然の場合もあるためここに記載した.

通常ヘルニア嵌頓は本人の自覚がある場合が多く，いつもは自然に完納していたものが戻らなくなり，痛みが出現してはじめて病院受診することが多い.

施設入所患者や意思疎通困難症例は局所の痛みが訴えられず，腸閉塞が主になっている場面に遭遇するため，施設入所患者や意思疎通困難症例で腸閉塞の場合にはヘルニア嵌頓も念頭に置き，診察では必ず鼠径部まで観察する.

6

症状としてのヘルニア嵌頓は嵌頓部分局所の痛みである持続痛，腸閉塞になり間欠痛の2つの場合がある．

腹壁瘢痕ヘルニア
鼠径ヘルニア
大腿ヘルニア（女性に多い）

腹壁瘢痕ヘルニア，鼠径ヘルニア，大腿ヘルニア

これらのヘルニア嵌頓は診察（視診）でわかるため，**腹部診察は必ず下着を下ろして鼠径部，大腿部まで診察すること**で，これらの疾患の診察での見逃しを防ぐ．特に腸閉塞患者で施設患者や意思疎通困難症例では注意する．

閉鎖孔ヘルニア（女性に多い）

閉鎖孔ヘルニアは痩せた多産の高齢女性に多いが，痩せ型ではない女性でも見かける．多くは間欠的腹痛で来院する．

注意点として閉鎖孔ヘルニアの嵌頓様式には2種類あり，腸管全部が入り閉塞となる全係蹄型（腸管ループが全て入り込む）と，腸管壁の一部のみが閉鎖孔に引き込まれ完全閉塞していないRichter型がある**図1**．

臨床像の違いとしては，完全閉塞していない場合，症例によっては痛みが起きたり完全に治ったりを繰り返すことがあり，頻回救急室受診者として精神科をすすめるとカルテに記載されていた事例もあった．まず器質的な異常を除外すること．

全係蹄型　　　　Richter型

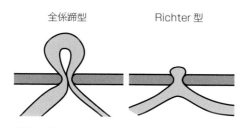

図1 閉鎖孔ヘルニアの嵌頓様式

全係蹄型は，腸管のループが全て組織欠損部に入った状態で確実に腸閉塞となる．Richter型は壁の一部のみが組織欠損部に入っているため完全な腸閉塞とはならず，閉塞になったり治ったりを繰り返し，頻回受診の原因となると考えられる．

閉鎖神経圧迫症状（大腿内転筋の運動と大腿内側の知覚を支配するため大腿内転時の痛みと大腿内側表面の痛みがある）である Howship-Romberg sign は半数以下にしか出現しないと言われており，30数例ではあるが我々の経験症例もちょうど50%にこの症状が認められていた.

● 突然発症，受療行動＋間欠痛の場合，絞扼性腸閉塞は必ず除外する.
● 絞扼性腸閉塞は造影 CT での除外が大切である.
● ヘルニア嵌頓も考慮する.

■ 突然発症なし＋受療行動ありの腹痛

◆ 子宮外妊娠

子宮外妊娠は発症や症状はあまり特徴的なものはない.

特徴的な発症形式がなく，症状が様々のためここに分類しているが，妊娠可能年齢患者には必ず妊娠の有無，もしくは妊娠反応検査を確認すること. 親と同伴時など妊娠に関して聴取が難しいこともあるため，診察時一人である時など状況に応じてうまく聞くようにする.

CT などレントゲンを撮る前には必ず妊娠を除外していると思うが，月経日や不妊治療中で否定的と思っても，我々は必ず妊娠反応は検査するようにしている.

◆ SMV 閉塞

SMV 閉塞症はまさにシマウマ疾患であり，経過や身体所見に特徴的なものが乏しい. 激しい腹痛，悪心嘔吐などを呈する症例もあるが，ややお腹が張っている程度の症例もあった（お腹が張った程度では普通病院には来ない，受療行動を考えて造影CT施行し発見された例もある）. 発生頻度は低いが死亡率は5〜75%と高く，見逃せない疾患である.

これといった診断に有用な特徴はなく，常に念頭に置くしかない！

これまで10数例の経験では**突然発症なし＋受療行動ありの腹痛**が多く当てはまっていた.

特に家族歴，腹部手術後や門脈圧亢進症など基礎疾患のある場合，担癌状態などで hypercoagulability（凝固亢進状態）の可能性がある人の腹痛には注意する.

JCOPY 498-16668

◆再受診の腹痛

　自分の病院においてはもちろんのこと，他院においても初診時に問題ないと判断され帰宅になった患者が再度受診する際には特に注意を払う．

　再受診の際には患者，家族とも病院に不信感を抱いている場合も多く，医療者間の会話も含め言動やカルテの記載には特に注意を要する（☞ p.12［裁判に耐えうるカルテの記載］参照）．

　症状の起こりはじめに診断するのはどの病気でも難しいが，汎発性腹膜炎になっていれば誰でもわかる．「後医は名医」とよく言われているのはそういうことである．カルテの記載には診療に関係する**事実のみ**を記載すること．

　再受診の腹痛疾患として特にこの疾患というものはないが，来院時には必ずもういちど主訴を明確にし，症状の起こりはじめから問診を行う．

　これまで経験した再受診患者の重症外科疾患は，Boerhaave 症候群いわゆる特発性食道破裂，SMA 血栓塞栓（意思疎通ができない患者），SMV 血栓症，絞扼性腸閉塞，横隔膜ヘルニア嵌頓，腹部のヘルニア嵌頓，閉鎖孔ヘルニア（Richter型），外傷症例では，脾破裂，十二指腸後腹膜穿孔，重症ではないが肋骨骨折（折れていないと説明されていた）などであった．SMA 血栓塞栓など動脈系の疾患は意思疎通が可能な場合は診断が遅れた症例でも，痛みが激しく帰宅にならないことが多かった．

　見逃された重症疾患は，発症初期には腹膜刺激症状のないもの，ヘルニアの診察での見逃し，閉鎖孔ヘルニアの場合は，閉鎖神経圧迫症状（Howship-Romberg sign）があるにもかかわらず，「加齢に伴う痛み」と 2 元的に捉えた症例もあった．

　「骨折はありません」と断言した後に判明した症例も重症ではないにしても不信感は残るため，断言することは時に危険である．

● 突然発症なし＋受療行動ありの腹痛は子宮外妊娠，SMV 閉塞など特徴的な症状を呈さない疾患や，再受診の腹痛など患者側が病院に不信感を持って来院する可能性もあり特に注意が必要である．

■ 突然発症も受療行動もない＋持続痛

この疾患が最も多いと思われる．内科疾患（肝炎，総胆管結石など）は含めていない．

胆嚢炎

憩室炎

虫垂炎

膵炎

非特異的腹痛

◆ 胆嚢炎，憩室炎，虫垂炎，膵炎

これらは「ひづめの音が聞こえたらシマウマではなく馬を探せ」に当てはまる一般的な疾患ではないかと思う．これらの診断に関しては診察，エコー，CTで行うことが多い．

胆嚢炎は食事と痛みの関係を聞く．「以前も同様に脂っこい食事後の同様な痛み」があればかなり可能性は高い．

憩室炎は食事とは関係がなく，炎症部分が直接痛くなることが多い．痛みが出ても，悪心嘔吐がないことが多く，食欲もある場合が多い．どの病気にも当てはまるかもしれないが，憩室炎患者は特に症状出現に体調不良が絡んでいることが多い印象がある．体調不良の原因は，例えば仕事が忙しく睡眠不足が続いたり，疲労困憊していたりする後である．
盲腸，上行結腸など右側の憩室炎に比べS状結腸などの左側の憩室炎は，後に狭窄をきたして手術を要したり，経過中に炎症が波及したりで手術になる可能性がより高いことを考慮しておく．

虫垂炎は教科書通りの経過が多い．激しい心窩部痛で心筋梗塞を最初に除外されるほどの症例も稀に見る．悪心，嘔吐，食欲低下など消化器症状を呈することが多い．主訴が心窩部痛患者の診察の場合必ず右下腹部も診察することで早期診断につながることがある．

膵炎は発症から来院まで時間が経過している場合が多い印象である．少し前より心窩部痛と背部痛があったが我慢していたという経過である．

JCOPY 498-16668

　重症度判定も含め造影 CT を行うが，重症例はかなりの脱水となるため一刻も早い大量輸液が大切で，予後を大きく左右する．結石性膵炎の場合には，緊急内視鏡が必要な場合があるため膵炎の原因を直ちに検索する．

◆非特異的腹痛

　上記疾患のように診断がつく場合は良いが，診断のつかない腹痛も多く経験する．このような場合には胃炎が疑わしくとも非特異的腹痛としておくことが大切である．重大疾患のごく最初を見ているかもしれないし，その後他院で緊急手術になるかもしれない．「後医は名医」であり，症状の起こりはじめは診断が難しい．

● 腹痛患者では突然発症も受療行動もない持続痛が最も多いが，診断がつかない場合には無理に安易な診断はつけず，非特異的腹痛としておく．

■突然発症も受療行動もない＋間欠痛

絞扼性腸閉塞
腸閉塞（腸重積）
腸炎（非特異的腹痛）
便秘（非特異的腹痛）

　絞扼性腸閉塞は突然発症で来院する場合もあるが，徐々に発症する症例を多く経験した（☞ p.6 ［突然発症＋受療行動あり＋間欠痛］参照）．
　腸閉塞の診断は「悪心嘔吐」，「間欠的腹痛」，「排ガスなし」の 3 つの key word で診断を行うことが多い．

　落とし穴としては，下痢の問診である．
　絞扼性腸閉塞の始まり時や SMA 閉塞時に反応性に粘液や便を排出することがある（※腸管虚血で最初激しい腸蠕動亢進になることが実験でわかっている．☞ p.21 ［平坦軟：腸蠕動音］参照）．
　患者はこれを下痢と表現する人がいる．この場合「悪心嘔吐」，「間欠的腹痛」，「下痢」という key word になり，腸炎と診断することがある．

　腸炎＝自然に治る病気という認識となり，絞扼性腸閉塞を腸炎と誤診し，最悪の結果となった症例は，訴訟で病院側が敗訴となった事例がこれまで多く報告さ

れている．患者が下痢と表現した場合は必ず下痢の性状や量，回数を確認することが必要である．

　腸炎はたとえ先行感染，悪心嘔吐，間欠的腹痛，下痢と症状発現が時系列で典型例の場合であっても，安易に腸炎の診断はつけるべきではない．（詳しくは☞[05章]参照）．こちらも**非特異的腹痛**にしておくことが大切である．

　key word診断は便利であるが，自分が考えているkey wordと患者の訴えが同じかどうかを常に確認しなければ，間違った方向に進む落とし穴があることを認識する．

　便秘は排ガスの有無で除外可能である．この際も医師の認識と患者の訴えがずれていないかの確認を行う．便秘の診断で何度も帰された大腸癌はしばしば見かけるため，こちらも安易に診断名として使用することには注意が必要である．

● 突然発症，受療行動もない間欠痛では絞扼性腸閉塞は見逃さない．下痢があるから腸炎と考えるのは危険．ここでも腸炎，便秘の診断はつけず，非特異的腹痛が望ましい．

　続いて身体診察であるが，問診，身体診察で疾患の8割は診断できるように心がける．次項では身体所見と代表的な疾患の特徴を記載する．
　なお，次ページにまとめとして，腹痛診断のためのフローチャートを掲載した．

腹痛診断のフローチャート

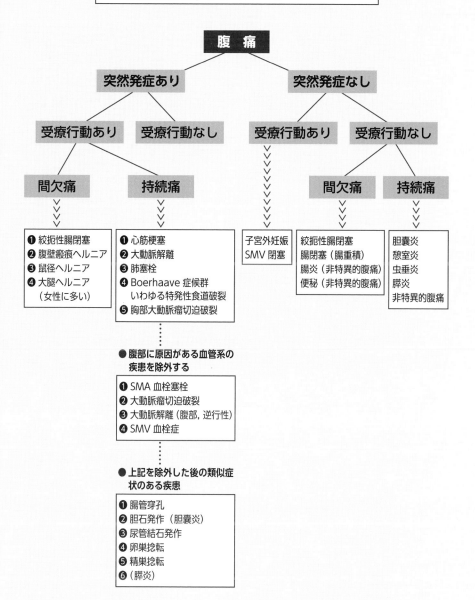

腹痛

突然発症あり

突然発症なし

受療行動あり　　　**受療行動なし**

受療行動あり　　　**受療行動なし**

間欠痛　　　　**持続痛**

間欠痛　　　**持続痛**

❶ 絞扼性腸閉塞
❷ 腹壁瘢痕ヘルニア
❸ 鼠径ヘルニア
❹ 大腿ヘルニア
　（女性に多い）

❶ 心筋梗塞
❷ 大動脈解離
❸ 肺塞栓
❹ Boerhaave 症候群
　いわゆる特発性食道破裂
❺ 胸部大動脈瘤切迫破裂

子宮外妊娠
SMV 閉塞

絞扼性腸閉塞
腸閉塞（腸重積）
腸炎（非特異的腹痛）
便秘（非特異的腹痛）

胆囊炎
憩室炎
虫垂炎
膵炎
非特異的腹痛

● 腹部に原因がある血管系の
　疾患を除外する

❶ SMA 血栓塞栓
❷ 大動脈瘤切迫破裂
❸ 大動脈解離（腹部, 逆行性）
❹ SMV 血栓症

● 上記を除外した後の類似症
　状のある疾患

❶ 腸管穿孔
❷ 胆石発作（胆囊炎）
❸ 尿管結石発作
❹ 卵巣捻転
❺ 精巣捻転
❻（膵炎）

腹痛患者の緊急疾患を見逃さない腹部診察

● 問診と腹部診察で疾患の 8 割は診断できるようになる.
● 腹部診察の基本は下腹部までしっかり観察する.

板状硬，圧痛，反跳痛

外科医が安心する所見である．理由は腹膜刺激症状が炎症の部位を示しており，診断に苦労しないことが多い.

例えば，
・右上腹部痛は胆嚢炎や時々憩室炎がある.
・右下腹部の圧痛反跳痛は虫垂炎か憩室炎，時々大腸癌がある.
・左上下腹部の圧痛反跳痛は憩室炎が多く，時々大腸癌の穿孔や穿通がある.

いずれも所見があり，すぐに確定診断のための画像検査を行うことが多いので診断に苦労しないことが多い．注意点としては筋肉量が減少した患者や，後腹膜穿通などの場合は腹膜刺激症状が出にくいことを常に認識しておく.

◆視診

膵炎で出血をきたすこともあり，稀ではあるが臍周囲の出血斑（Cullen 徴候），側腹部の出血斑（Grey-Turner 徴候）を認める場合もある．通常視診で迅速に判断できる鼠径ヘルニア，大腿ヘルニア嵌頓が，CT ではじめて発見されたこともあり，必ず下腹部までしっかり診察を行う.

◆触診

腹膜刺激症状がある＝症状部分の腹膜に炎症がある

筋肉量が多い若者は腹部所見で硬めに触れ，筋肉量の少ない高齢者は，結果的に汎発性腹膜炎であったのに初療時の記載では腹部平坦で柔らかいという記載もしばしば見かける.

　筋肉量による腹部所見の違いや意思疎通がとりづらい患者の診察に関しては，患者の表情の変化，手足の動きなどをしっかり観察しながら行う．
　圧痛，反跳痛の判断は，軽く押したり，腹壁から手を離しても顔を歪めたり，体を動かしたりするほど痛がるなど，診察時の患者の（小さな）反応を見逃さないようにしっかり観察しながら，自分なりの診察の精度を上げる努力を続けるようにする．

　痛い部分をいきなり強く触ったり，前触れなく触ったりしないように．意思疎通可能な場合は患者としっかりコミュニケーションをとりながら確認していく．

　胆嚢炎は心窩部痛や，右上腹部痛，右背部痛を訴え診察では右上腹部に圧痛があることが多い．Murphy sign（右季肋部を呼気時に圧迫し，吸気時に横隔膜が下がり，肝臓が胆嚢ごと下がったことで，腹部圧迫した部分に胆嚢が当たり，痛みで吸気動作がそれ以上できなくなる）もしくはエコー下 Murphy sign（エコープローベで右上腹部を圧迫し同様に行う．sonographic Murphy sign ともいう）で確認する．血液，エコー，CT（☞［03章］参照）で総合的に診断する．

　憩室炎は腹膜直下に病変がある場合には局所の激しい圧痛反跳痛がある．腹膜から遠い深部病変や腸間膜への穿破の場合や，肥満患者で分厚い大網が患部を覆っている場合（☞ p.96［「大網，小腸は policeman」］参照）など，解剖学的に腹膜刺激症状に乏しくなる場合もあるため，個々の患者の体型などを考慮しながら診察，推論を行う．確定診断はエコー，CT（☞［03章］参照）で行う．

　虫垂炎は通常，教科書通りの痛みの移動と右下腹部の圧痛反跳痛があることが多い．心窩部痛の場合には必ず右下腹部も診察するよう心がける．エコー，CT（☞［03章］参照）で診断する．

　膵炎は心窩部を中心にした圧痛があり，左上腹部痛，反跳痛，時に板状硬を呈する場合もある．Cullen 徴候や Grey-Turner 徴候は非常に稀であるが確認は常に行う．血液所見，エコー，CT（☞［03章］参照）で診断する．

　SMV 血栓は軽い圧痛をきたす症例もあるが非特異的である．診断は造影 CT（☞［03章］参照）で行う．

消化管穿孔

　板状硬を認める場合は，消化管穿孔に多く認められ緊急手術となる．大腸後腹膜穿通，腸間膜穿通などは，敗血症にもかかわらず来院時には腹膜刺激症状に乏しい場合がある．

　また腹腔内への穿孔であっても，筋肉量が少ない高齢者や寝たきり患者では消化管穿孔にもかかわらず板状硬とはとれない腹部所見を呈する場合があるため注意が必要である．

◆ 腸蠕動音

　腹膜に炎症がある場合その炎症の程度により，腸蠕動が障害される．つまり炎症が軽い場合や局所に限局している場合には正常部分の腸管の蠕動音は聞こえ，激しい腹膜炎の場合は腸管麻痺が広範囲であるため腸蠕動音は聞こえない．このことを考慮しながら臨床推論を考える．腸蠕動音は個人の音の捉え方，蠕動音が聞こえるタイミングの差もあり正確性，再現性に欠け，これのみで疾患が判断できることは少ない．

● 板状硬，圧痛，反跳痛がある場合は，そこに炎症があると所見が教えてくれており，疾患を予測し診断する．
● 患者の筋肉量，後腹膜穿通なども考慮し慎重に所見をとる．

◤ 腹部膨満

　少し真剣に考える状態である．

　腹部膨満＝腸閉塞，腸管麻痺
　次に大量腹水，腹腔内出血
　減圧症
　という印象があると思う．

　水か空気かの判断は，水は触診で波動の有無，空気は打診で鼓音，と鑑別するが，ここでは主に腸閉塞，腸管麻痺について述べる．

腸閉塞，腸管麻痺で腹部膨満になるには

　小腸閉塞で来院時に腹部膨満の状態である場合，発症から時間が経過している

JCOPY 498-16668

場合が多い．

　また大腸閉塞で，悪性腫瘍などによる閉塞も便秘や排ガスの停止などの徴候が以前よりあったはずである．

　意思の疎通が難しい患者の腸管麻痺においても，虫垂穿孔や魚骨穿孔などによる軽い腹膜炎が原因の場合は，2, 3日前に嘔吐や食欲不振，腹痛などの症状を認めることが多い．

　つまり腸閉塞，腸管麻痺で腹部膨満になるには，ある程度時間が経っていることを認識する．つまり原因探求は過去の経過や症状を詳しく聞くことが大切となる．

　SMV血栓症も腹部膨満のみの場合があり稀な疾患であるが常に念頭には置いておく．

　腹部膨満という異常所見がある限り，すぐに診断のためにエコーやCTが行われ比較的容易に診断に至っていることが多いが，注意して診察を行う必要がある．

◆視診

　腸閉塞の場合は腹壁瘢痕，鼠径，大腿ヘルニアなど，視診で確認できるヘルニアがないか下腹部までしっかり確認する．

　腸閉塞の場合は腹壁が波打って動いていることがあり，腸蠕動が腹壁外から見える場合もあるが皮下脂肪の厚い患者は見えないことが多い．

◆触診

　波動を感じるほどの腹腔内出血は2〜3Lは出血している可能性がある．子宮外妊娠や肝臓腫瘍，外傷後などを考慮に入れる．

　例えば外傷後の外来フォロー時の診察で波動を感じる患者を経験した．診断は脾損傷患者で約3Lの腹腔内出血をきたしていた．この症例の場合，腹膜刺激症状は全くなかった．

　腹腔内出血時に触診での腹膜刺激症状の有無に関しては，結論から言うと「様々である」．これまで脾臓出血，膀胱破裂や術後出血，外妊患者などの腹部所見をとってきたが，最も多かったのが「腹部はsoftであるが軽い反跳痛がある」であっ

た．激しい痛みを訴える場合は，すぐに診断に至るが，脾損傷で大量の腹腔内出血にもかかわらず全くの無症状で所見もなかった例もあり，腹腔内出血に特徴的な身体所見を論じることは非常に難しいと思われる．以前海外の文献で，血球成分が腹膜を刺激すると論じられたものがあったが，実際に緊急患者でこの腹膜刺激症状が全例あるということはなかった．大量出血でも腹部身体所見では無症状の患者もいるため，少なくとも「腹部所見がないから腹腔内出血はない」とは言えないことは確かである．最近は FAST（focused assessment with sonography for trauma），POCUS（point of care ultrasound）など初療で診察がわりにエコーが駆使されており，このような見逃しは少なくなると思われる．

　小腸閉塞の場合，軽い圧痛を訴える患者をよく見かける．反跳痛はあまりないことが多い．

　絞扼性腸閉塞の腹部所見は腹部膨満ではなく平坦軟のことが多い．理由は痛みが激しいことで，まだ腸管拡張もない時期に来院する場合が多いためである．**腸閉塞＝腹部膨満**という先入観は**絞扼性腸閉塞**という緊急性のより高い疾患を見逃す危険があるため注意を要す．

　大腸閉塞時の右側腹部圧痛は破裂のサインかもしれない．
　大腸閉塞の場合，回盲弁（大腸→小腸への便逆流防止弁）がしっかり機能している場合，大腸内の圧が高まり穿孔をきたすことがある．大腸内圧上昇による大腸穿孔は通常右側結腸，盲腸が多く，**右側腹部の圧痛反跳痛**がある場合は**緊急事態**の可能性がある．こちらも CT 施行し閉塞機転，破裂の可能性が確認できる．
　画像上大腸閉塞による破裂を疑う所見は，盲腸上行結腸横径（短径）が 10 〜 12 cm と言われている．
　実際手術で開腹時に大腸漿膜が裂け，大腸粘膜が外に向かって盛り上がっている大腸破裂寸前の所見を数例経験したが，これらの手術患者の画像上，上行結腸横径（短径）はいずれも 10 cm 以上であった．
　漿膜が結腸内圧の上昇で裂け，粘膜が飛び出している（**図1**の ➡）．
　このような場合には診察時に圧痛反跳痛が出ることが多い．

　S 状結腸捻転や**上行結腸捻転**（いわゆる盲腸捻転）も腹部膨満のみで圧痛反跳痛に乏しい場合がある．レントゲン，CT で確認する（☞p.57 [Whirl sign（渦巻サイン）]，☞p.58 [S 状結腸捻転と上行結腸捻転（いわゆる盲腸捻転）のレントゲ

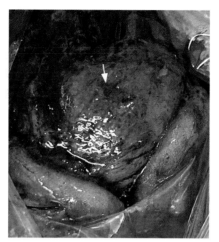

図1 大腸漿膜が破れ，大腸粘膜（→）
がとび出している

ン上の見分け方］参照）．

腸管麻痺の場合は，腹膜炎などの所見がないか腹部全体の圧痛や反跳痛をしっかり確認する．虫垂炎穿孔による腸管麻痺は，右下腹部に特に強い圧痛を認める場合もある．数日前からの食欲低下や嘔吐のイベントなどを聴取し虫垂穿孔の可能性を考えてみる．

高齢者の汎発性腹膜炎は板状硬ではない患者を見かける．意思疎通がとれない患者の腹部膨満，腸管麻痺は CT など画像検査を行い虫垂穿孔，魚骨穿孔，大腸後腹膜穿孔など除外することをすすめる．

◆ 腸蠕動音

よく聞こえる場合と，あまり聞こえない場合がある．理論的には腸閉塞は腸蠕動音が亢進しており，腸管麻痺は減弱している．しかし，腸蠕動音が聞こえないからと言って，腸閉塞は除外できない．理由としては，たまたま聴診した際に間欠痛の合間であったことも考えうる．

よって腸蠕動音単一で決定できないことが多い．

明らかな金属音が聞こえた場合には腸閉塞の可能性が高いと言える．

金属音とはジェット機の「キーン」というような音ではなく，どちらかという

と「空き缶をアスファルトの道で転がしたような音」,「カランカランといった乾いた音」の方が近い.

● 腸管麻痺の場合は腹膜炎が隠れていないか確認する.
● 腸閉塞の場合は, 絞扼がないか, ヘルニアはないかを考える.
● 大腸閉塞は破裂の危険性を考える.
● 稀に SMV 塞栓が隠れている.

◢ 平坦軟

最も外科医が恐れる状況である.

通常初療医が外科医を呼ぶ腹部所見は, まず板状硬, 圧痛, 反跳痛であり次に腹部膨満の相談である. 腹部所見に乏しい場合には, すぐに外科医を呼ぶ医師は少ないと思う. ほぼ9割以上はこの認識で問題ないが, 残りの割合に含まれている患者がいつあなたの目の前に現れるかはわからない. 今日かもしれない.

誤診や診断の遅れをなくすために, 腹部所見が平坦軟の時点で, **安心しないで是非もう一度以下のことを確認**してほしい. 特に激しい自発痛には要注意である.

腹部に**激しい痛み**を訴えるにもかかわらず, 腹部所見に乏しい場合, まず血管系の疾患の除外のために, もう一度, 突然発症, 受療行動を確認する.

除外疾患としては, **心筋梗塞, 大動脈解離, 肺塞栓, Boerhaave 症候群**いわゆる特発性食道破裂, **大動脈瘤切迫破裂, SMA 血栓塞栓, SMA 解離**はもう一度念頭に置き除外してほしい.

絞扼性腸閉塞も腹部平坦軟のことが多い. また, 敗血症を合併している場合には, **感染性大動脈炎**や**大腸の後腹膜への穿孔**（穿通）は除外する. 大腸の後腹膜への穿孔（穿通）は結果的には腹膜刺激症状が出てくるが, それまで待つと救命できないため迅速に診断する必要がある. 女性で嘔気を伴う激しい腹痛は**卵巣捻転**なども考慮する.

◆ 視診

正常なことが多い.

JCOPY 498-16668

◆ 触診

　正常なことが多い.

　腹部大動脈瘤切迫破裂は臍上部に拍動性の腫瘤が触れる. 痩せた人は正常な腹部大動脈が直接表面から触れる場合があるが, **腹部大動脈瘤は側腹部からも触れる**ことで鑑別になる. また切迫破裂の状態であり腹部を触診時に強く圧迫することによる再破裂の危険も考慮し, 側腹部からのジェントルな触診を行うようにしている. 側腹部からの触診では正常の大動脈は触れないが, 腹部大動脈瘤は触れることが多い.

　卵巣捻転の場合は大きさにもよるが下腹部の腫瘤が触れることがある.

◆ 打診

　腹部は正常なことが多い.

　CVA knock pain は, **尿管結石, 腎盂腎炎, 感染性大動脈炎**などで認める. **AAA**（腹部大動脈瘤）の後腹膜への切迫破裂の際も CVA knock pain が見られることがある.

　尿管結石, 腎盂腎炎は症状の左右差がある場合が多くエコーで診断可能である.

　発熱を認め CVA knock pain がある場合には**腎盂腎炎, 感染性大動脈炎**が鑑別にあがり, 感染性大動脈炎は CVA knock pain が両側同じように痛がることが多かった. CT で診断可能である（☞ p.24［血管系異常の除外］参照）.

◆ 腸蠕動音

　正常なことが多い.

　SMA 血栓塞栓で腸蠕動音が亢進することがある（腸管虚血の初期は蠕動が非常に亢進する）ことを覚えておく必要があり, これがさらに診断を難しくする要因である. SMA 血栓塞栓症で蠕動音亢進する理由としては, 1980 年代に行われた犬の実験でSMAを括ったら10分後より激しい腸管の蠕動亢進が起きると報告されている. 腸は虚血になると初めはものすごく蠕動が亢進するということがわかっており, その後壊死になり腸蠕動が低下し腸管の壊死が進行し腹膜刺激症状も出てくるのである. 腹膜刺激症状が出ない時期に診断してほしい.

　絞扼性腸閉塞は腸蠕動音は亢進することが多いが, 間欠期の場合もあるため注

意する.

激しい腹痛にもかかわらず，腹部所見に乏しい場合
● SMA 血栓塞栓症や大動脈瘤切迫破裂など血管系の疾患，後腹膜の異常
  は必ず除外し，間欠痛なら絞扼性腸閉塞を除外する．疑った場合，除外
  のためには造影 CT が必要である．
● 腸虚血の早い時期は，虚血による腸蠕動亢進が起こることがある．

　次項は代表的な疾患の CT 所見の特徴と CT 所見の考え方，その後の簡単な方
針を記載したが，CT 読影の基本は「CT における**正常解剖所見を知っていること**」
が最も大切である．「なんかここおかしい」と言えるようになるためには常に少な
くとも自分がオーダーした CT は自分で目を通し，毎回放射線科医の読影所見と
比較し，常に自分の読影能力を高める努力は必要である．

　ここでは問診，診察で異常所見にあたりをつけて，CT 読影に苦手意識があっ
ても診断できるよう，ピンポイントで確認する方法と，もう一つは CT 異常所見
を覚え，その異常所見が起こる原因を考えながら診断を絞っていく方法を記載し
ている．

▶▶▶ コラム

男性医師は女性の診察を一人では行わない
　男性医師による女性の診察時には必ず女性看護師に付き添ってもらい，女性医
師が診察するときも看護師についてもらうようにする．また，特に夜間，酔っ払
いを診察する時など危険が及ぶ場面も想定し，出入り口が 1 か所の閉鎖空間では
なく，何かあった場合にすぐ逃げられる間取りの診察室を選ぶ．訴訟も含め自分
の身は自分で守ることが重要である．

【参考文献】
1. Parodi J, Grisoni E, Ferrario C, et al. Hypertonicity of intestinal smooth muscle as a factor of intestinal ischemia in necrotizing enterocolitis. J Pediatr Surg. 1987 ; 22 : 713-8.

JCOPY 498-16668

03 | 腹痛患者のCTの見方, 考え方, その後の方針

POINT

● 臨床像からCT異常を予測する, CT所見から病態を考える.
● 妊娠は確実に除外しておく.

問診診察で8割の診断を目指し, 頭の中に予測する疾患を思い浮かべ, エコーやCT, 血液検査を行い, 「ここに異常があるはずだ」と異常所見を予測することを心がける.

患者が妊娠可能年齢の女性である場合には, 月経周期, 不妊治療などで妊娠の可能性が低いと思われる場合でも妊娠反応は確認しておくことをすすめる.

侵襲の少ないエコーは非常に有用であり, 確定診断ができればそれに越したことはない. しかしエコーはoperator dependent（施行者の手技習熟度に左右される）であるため, ここでは現在の日本のどの病院でも必ずと言っていいほど撮影ができ, 皆で画像共有しやすいことから本項では主にCTに関して説明する.

放射線科医の読影がすぐに夜間でも行われる恵まれた環境や, 海外との時差を利用した連携で夜間遠隔読影を行っている施設もある. 今後AIが発達すればどの病院においても, たとえ夜間でも自分で読影する必要はなくなるかもしれない.

しかしまだそのような夜間の診療体制の環境が日本では一般化しているとは言い難い. よって腹痛患者のCT読影を自分で行う必要に迫られる場合が多い.

CT読影能力が高く読影に自信があれば問題ないが, 私の場合は, 問診, 診察で診断を絞り, 異常が予測されるはずの部分を中心に読影を行い, 予測と違っていた場合には, もう一度主訴を明確にすることからやり直すことを行っている. 後に放射線科の読影で他の異常がないかも必ず確認するようにしている.

ここでは私が腹痛患者診察依頼を受けた際に行っている読影のプロでなくても臨床像と照らし合わせて行う読影方法及びCT所見から病態を予測する考え方を述べる.

臨床像から CT 異常を予測する

1. 血管系異常の除外

● 血管系異常を疑う臨床像は，基本的には突然発症，受療行動がある場合である.
● 発熱精査では感染性大動脈炎は常に意識しておく.

【造影 CT】

解離，瘤，血栓塞栓，血流障害の除外

　大動脈解離，SMA 解離，大動脈瘤切迫破裂，腸骨動脈瘤切迫破裂，SMA，SMV の血栓塞栓を動脈相，中間相，静脈相で確認する. 動脈系の腸管の血流障害も確認する. 絞扼性腸閉塞の場合は絞扼腸管の時相による造影効果のズレを認める場合がある. 発熱，CVA knock pain を認める場合に見逃せない疾患に感染性大動脈炎がある.

▶CASE-01 ··

【臨床像】 68 歳，女性. 気分不良を主訴に来院. 脈拍は 100 回 / 分を超えており，体位による酸素飽和度の変動あり肺血栓塞栓症（PE）除外目的で撮影.
　　右肺動脈に血栓を認める（**図1** の ➡）. 予測がなければ見逃す可能性もある.
【方針】 すぐにヘパリン開始，患者状態によっては血栓摘除術を行う場合もある.

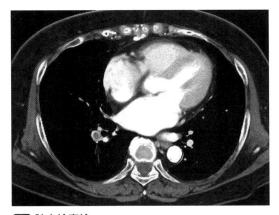

図1 肺血栓塞栓

▶ CASE-02 ･･･

臨床像　68 歳，男性．突然発症，受療行動あり．激しい腹痛だが腹部所見に乏しい，
痺れ，痛みの移動あり解離疑いで撮影した．

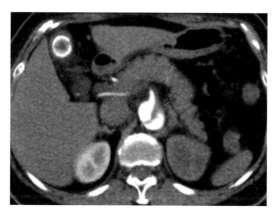

図2 大動脈解離

　図2 のように，大動脈解離が SMA にまで及んでいる．真腔から腸管への血流
が供給されており，腸管壊死は免れた．
方針　すぐに循環器内科，心臓血管外科にコンサルト．

▶ CASE-03 ･･･

臨床像　88 歳，男性．突然発症，受療行動あるも，腹部所見に乏しいことより SMA
血栓塞栓疑いで撮影した．
　造影されている 図3 の ➡ 部分が SMA の真腔であり，解離した偽腔へは血流
はない．スクロールし小腸への血流が真腔より出ており血圧コントロールのみ
行った．
　これは SMA 単独解離である．症状は SMA 血栓塞栓症とよく似ている．
方針　すぐに外科，放射線科へコンサルト．血管ステントを入れる場合もある．

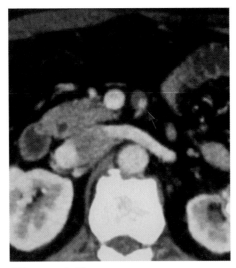

図3 SMA 解離

▶ CASE-04 ···

臨床像 79 歳，男性．突然発症，受療行動あり．持続する腹痛で痺れ，痛みの移動あり，こちらも解離を疑い撮影．

　大動脈解離が腹腔動脈に及んでいる**図4**．

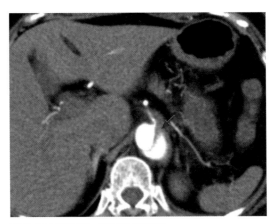

図4 大動脈解離，腹腔動脈解離

JCOPY 498-16668

方針　すぐに循環器内科，心臓血管外科にコンサルト．
　　Stanford 分類，腸管虚血の有無などで治療方針が決まる．

▶ CASE-05 ···

臨床像　75 歳，男性．突然発症，受療行動あり．腹痛，足の痺れ，痛みの移動あり．
　左足の痛みが伴っていた．解離など血管異常を予測して CT 撮影．

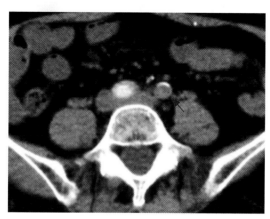

図5 左総腸骨動脈解離

　　左総腸骨動脈の真腔が解離腔に圧迫され，血流が減少している 図5．
方針　状況に応じて，アンギオグラフィー，ステント，バイパスなどが必要で循環
　器，心臓血管外科にコンサルト．

▶ CASE-06 ···

臨床像　87 歳，男性．前日突然に発症した腹痛らしい．一人暮らしの家で倒れてい
　た．精査目的に撮影．
　　後腹膜に破裂し一旦出血が止まった状態である 図6．この時点で診断をする．
方針　心臓血管外科，循環器内科にコンサルト．手術もしくはステント．

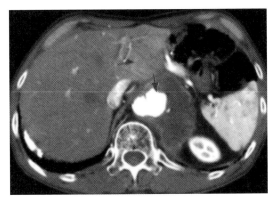

図6 腹部大動脈瘤切迫破裂

▶ CASE-07 ·······································

臨床像 82歳，男性．突然発症，受療行動あり．腹痛あるも腹部所見に乏しい．
SMA血栓塞栓など血管系除外目的に撮影した．

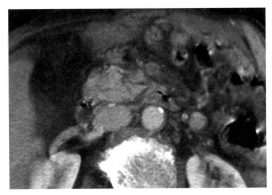

図7 SMA血栓塞栓

大動脈と同じ造影効果であるはずのSMA（**図7**の ➡ ）に造影欠損を認める．
方針 直ちに外科にコンサルト．腹膜刺激症状なければ血栓除去などアンギオグラ
フィーを行い，腹膜刺激症状あれば開腹血栓除去（腸切除）となる．

JCOPY 498-16668

▶ **CASE-08** ·

臨床像 76 歳，男性．脾梗塞で入院中，突然発症の腹痛．腹部所見なし．研修医 2 年目がすぐに診断した症例．

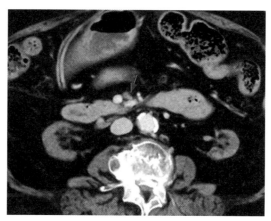

図8 SMA 血栓塞栓

　この症例は SMA のやや末梢側に塞栓があり **図8**，腸管血流は比較的保たれていたが，徐々に腹膜刺激症状が出現し，開腹で腸管の状態把握と緊急血栓除去手術を施行した．腸蠕動音は低下していた．

　この症例は SMA 本管は造影されており，枝分かれ後に造影欠損がある難しい例であり，疾患予測がなければ見逃すレベルである．

方針 直ちに外科にコンサルト．腹膜刺激症状なければ血栓除去などアンギオを行い，腹膜刺激症状あれば開腹血栓除去（腸切除）となる．

▶ **CASE-09** ·

臨床像 69 歳，男性．徐々に出現した腹痛と腹部膨満．こちらも腹部膨満で普通は病院には行かないはずであり，何かおかしいと考え，受療行動ありで CT 撮影した．

　上腸間膜静脈から門脈移行部分に血栓を認める **図9**．ヘパリン開始し軽快退院となった．

方針 ヘパリン開始．明らかな穿孔，壊死所見のない限り，開腹手術より保存治療．

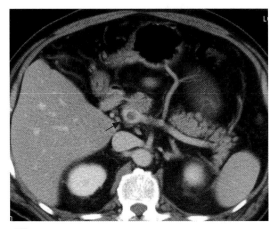

図9 SMV 血栓

▶ **CASE-10** ・・

臨床像 72 歳，女性．徐々に発症した腹痛で，夜間に救急車で ER 受診．受療行動
あり．間欠的腹痛，腹部平坦軟であり，絞扼性腸閉塞を疑った．
　　造影効果の時間的ずれを認める．
　　図10 の ➡ 造影効果の異なるものはいずれも小腸である．

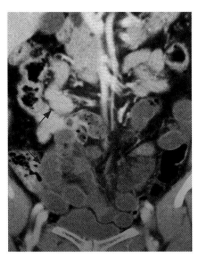

図10 絞扼性腸閉塞

JCOPY 498-16668

方針 緊急手術である．外科コール．

▶ CASE-11 ....

臨床像 66 歳，男性．発熱，背部痛，CVA knock pain 両側にあり．熱源精査目的に撮影した．

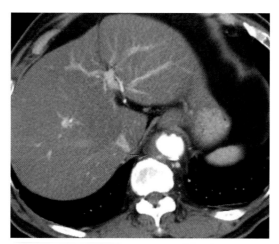

図11 感染性大動脈炎

大動脈周囲の脂肪織濃度上昇（図11 の ➡ ）を見逃さない．大動脈の形も表面が凸凹しており，また造影剤が血管外に漏出している．感染性大動脈炎に伴う大動脈瘤が一部破裂し造影剤の血管外漏出を認める．

方針 仮性動脈瘤再破裂の危険あり，循環器内科，心臓血管外科に直ちにコンサルトし，血液培養採取後直ちに抗菌薬開始，ステントか手術．

以前は感染部分には人工物は禁忌という考えで，侵襲の大きい感染大動脈遮断と axillo-bifemoral バイパス（腋窩動脈と大腿動脈を皮下を通して人工血管でバイパスする方法）など非解剖学的バイパスを施行されていたが，最近では，大動脈ステント挿入が行われている．

単純 CT

単純 CT では血管系の異常を確認する情報は少ない.

動脈内膜石灰化，high density に見える血腫がカギ

血管内膜石灰化：動脈硬化，高齢者に見られる場合があり，その石灰化した血管内膜が血管内腔に落ち込んでいる場合に大動脈解離を疑う.

血腫がやや high density（白く）見える：血栓閉塞型大動脈解離の場合には単純CT でもわかる場合がある.

内膜石灰化や血腫がない場合は単純 CT では診断できないため，経過，問診で疑わしい場合は造影 CT を行う.

▶ CASE-12 ....

臨床像 48 歳，男性．突然発症，受療行動あり，胸腹部痛で来院．待合室で痙攣．
心嚢液が貯留している 図12 ．解離の可能性が示唆された.
少し見えづらいが上行大動脈に内膜のフラップが見える（図13 の ➡）．上行
大動脈径も拡大している.

方針 心臓血管外科，循環器内科にコンサルト．心嚢開窓術，解離手術.

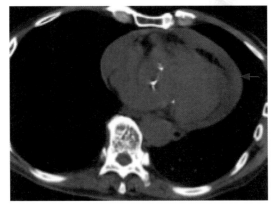

図12 心嚢液貯留

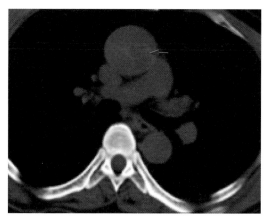

図13 大動脈解離

▶ **CASE-13** ···

臨床像　68 歳，男性．突然発症，受療行動ありの胸腹部痛で来院．痺れ，痛みの移
　　動あり．解離疑い．

　　解離腔に血栓を認める**図14**．血栓は CT 値が高く見えることがある．

方針　すぐに心臓血管外科，循環器内科にコンサルト．解離手術．

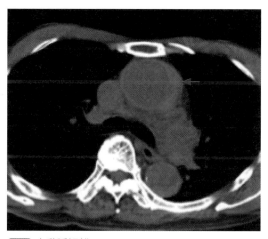

図14 大動脈解離

▶ **CASE-14** ···

臨床像 78 歳，男性．突然発症，受療行動あり．腹痛で来院．痺れ，痛みの移動あり．

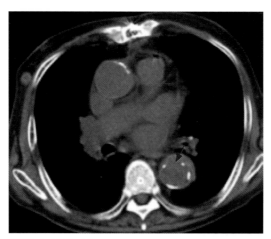

図15 大動脈解離

　石灰化した内膜が大動脈腔に落ち込んでおり（図15 の **→**），解離が発生していることが推測できる．解離腔はやや CT 値が高いため血栓の可能性がある．高齢者は石灰化した内膜の位置で解離の診断ができる場合がある．

方針 すぐに心臓血管外科，循環器内科にコンサルト．

Hyper dense SMA sign

　SMA 血栓塞栓が，SMA 起始部付近にある場合，血栓が白く見える場合があり診断できることがある．これを hyper dense SMA sign という．これを認めないからといって SMA 血栓塞栓症の否定はできない．

▶ **CASE-15** ···

臨床像 82 歳，男性．突然発症，受療行動あり．腹部所見に乏しい激しい腹痛．SMA 血栓塞栓など血管系異常の除外目的に撮影した．

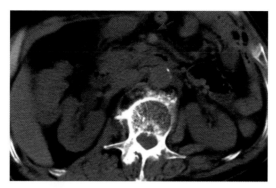

図16 Hyper dense SMA sign

SMA で内腔が大動脈の内腔より CT 値が高くやや白く見える（**図16** の ➡）．
SMA 血栓を疑う．

Smaller SMV sign

SMA に血流が行かなくなったことにより，SMV の血流も当然低下する．通常解剖では SMA よりも SMV がかなり大きいが，このような状況では 2 つの脈管の径が同じようになる．これを smaller SMV sign という．注意としては高齢者では動脈硬化などで，症状がなくともこのような状態になっている場合があり，絶対ではないことを付け加えておく．

これらのサインがないからといって，SMA 血栓塞栓症は否定できない．否定のためには造影 CT で確認すること．

Smaller SMV sign：正常な CT 像では SMA（**図17** の▶）よりも SMV（**図17** の ➡）がかなり大きいが，血栓で血流が減少し，SMV 血流も減り，SMV の径が SMA（**図18** の▶）とほぼ同じサイズに小さく見える（**図18** の ➡ が SMV）．
方針 このサインだけでは診断は難しいため，上腸間膜動脈血栓塞栓を疑う場合は造影 CT を撮る．

単純 CT でわかる場合もあるが，
単純 CT での所見がない（見えないだけ）からといってこれらの疾患は否定できない．

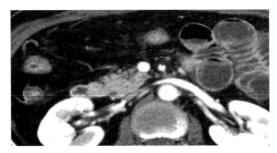

図17 正常な CT 像

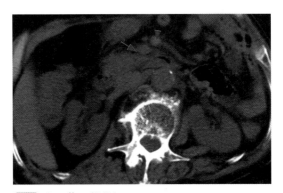

図18 Smaller SMV

2. Free air など，異常ガスの除外

● 腹部所見で手術適応が判断できない場合，free air，異常ガスは大切な
  治療方針決定情報となる．常に意識して確認する．
● 単純，造影 CT どちらでも可能である．

ウインドウを肺野条件にする

　Free air，後腹膜 air，門脈気腫，腸管気腫など異常な air を確認する際には必ず
ウインドウを変える（肺野条件）．縦隔条件では，後腹膜穿孔や大腸穿孔などによる
free air が見逃されやすい．

JCOPY 498-16668

▶ CASE-16 ···

臨床像 48 歳，男性．急性発症の腹痛，腹部板状硬．穿孔などを考え CT 施行．
　　　 縦隔条件 図19 だと大きな air でも見逃す危険がある．
　　　 縦隔条件 図19 と肺野条件 図20 で free air の見え方がかなり異なる．
方針 緊急手術である．外科コール．

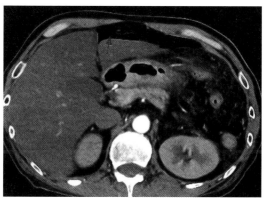

図19 縦隔条件での free air （→）

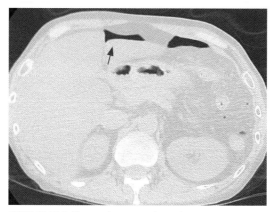

図20 肺野条件での free air （→）

腸管内のガスは，連続性があることが多いが，異常ガスは連続性がないことが多い．CT 画像をスクロールしていき，air を見つけたら，連続性があるかを確認する．大量の air は連続性があるようにも見えることもあるため過信は禁物．

▶ CASE-17

臨床像 80 歳，男性．発熱，ショック，腹部全体がやや硬い．腹膜炎疑いで CT 施行．大腸穿孔時の free air **図21**．スクロールするとこのガスはすぐ見えなくなる．後腹膜ガス **図22**，虫垂穿孔．スクロールするとこのガスはすぐ見えなくなる．

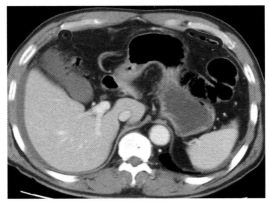

図21 単発のガス（ ● ）（北部地区医師会病院　放射線科長　堀　晃　先生より提供）

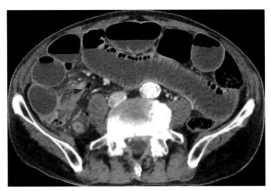

図22 単発のガス（ → ）

方針 緊急手術である．外科コール．

とんがっているガス

Free air でもよく見かけるが，後腹膜のガスを見つける際には特に注意して確認している．異常ガスの場合組織の隙間に貯まるため，鋭角のあるガス像を特徴とする場合がある．「とんがっているガス」には気をつける．丸いものもあるので過信は禁物である．

▶ CASE-18 ···

臨床像 48 歳，男性．急性発症の腹痛，腹部板状硬．穿孔などを考え CT 施行．

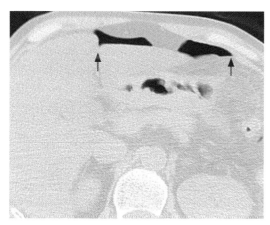

図23 とんがっているガス

組織の隙間に air が入ると 図23 のように鋭角な air となるので，参考にする．
方針 緊急手術である．外科コール．

▶ CASE-19 ···

臨床像 80 歳，男性．施設入所中．発熱，ショックバイタルで搬送となった．図24
図25 とも大腸穿孔の CT で，後腹膜エアーの所見．組織のすきまにあり，角ばっている．
方針 緊急手術である．外科コール．

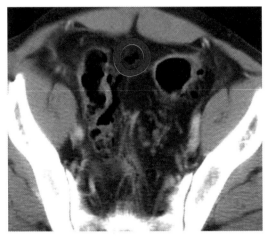

図24 大腸穿孔時の腸間膜内の air（ ⬬ ）（北部地区
医師会病院　放射線科長　堀　晃　先生より提供）

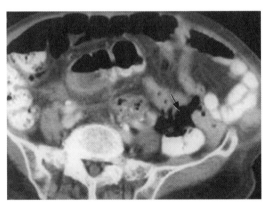

図25 とんがっているガス（ → ）．大腸後腹膜穿孔
（穿通）

怖いガス（門脈ガス）

　これは肝臓に認められるガスで，門脈ガスを指している．これは 2 つの意味で怖
いガスと教えている．

　一つ目は腸管壊死の可能性があるためである．門脈ガスは，壊死腸管壁で細菌に
より産生されたガスや腸管粘膜の破綻で腸管内のガスが，SMV に入り，門脈，肝

JCOPY 498-16668

臓へと流れていく．つまり腸管壊死の可能性があり，生命を脅かす状態のため「怖いガス」という意味である．

　二つ目は門脈ガスの見た目が次に示す胆管ガスに比べ怖く見えるという意味である．門脈ガスは肝臓の末梢にまで到達するため，先端がシャープなガス像を呈する．鋭い木の枝の様でホラー漫画に出てきそうな映像である．研修医の先生達が，すぐに判断できるようこのように教えている．

▶ CASE-20 ···

臨床像　78歳，男性．心臓手術後3日目．バイタルサイン不安定でアシドーシス進行．腹部膨満あり，非閉塞性腸管虚血（NOMI）を疑い CT 撮影．
　　門脈ガス（**図26** の ➡）を認め NOMI の診断で緊急開腹．
　　肝臓の末梢までガスを認め（**図27** の ➡），ホラー漫画の木の枝のようである．
方針　緊急手術の可能性がある（バイタルサイン安定し腹部所見に乏しい症例は腸管壊死ではない場合もあるため）．
　　外科コールし判断を仰ぐ．

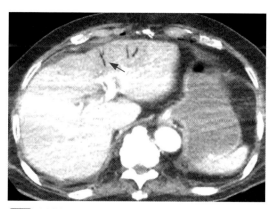

図26 NOMI

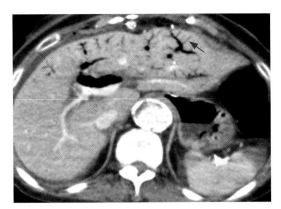

図27 門脈ガス

可愛いガス（胆管ガス）

　胆管ガスは門脈ガスと違い，肝臓の末梢ではなく，中心あたりに丸っこいガス像を呈する．研修医がひと目見て判断できるように「可愛いガス」と勝手に命名して教育している．

　胆管ガスがある場合にはその理由を考える.
　通常肝内胆管ガスや総胆管ガスは存在しない．その理由は Vater 乳頭筋の働きで，胆管には腸液やガスが逆流しないようになっている．
　よって胆管ガスがあった場合には，
　十二指腸乳頭切開の既往（総胆管結石の治療）
　胆管（肝菅）空腸吻合の既往
　を確認する．そのような既往がない場合は異常所見であり，原因を考える必要がある．
　腸閉塞をきたしている場合には，胆石イレウスなど，胆嚢と腸管の瘻孔形成や外傷，腫瘍，医原性も含め胆管と腸管の瘻孔形成を作る病態も考慮に入れる．

▶ CASE-21 ·····

　臨床像　58 歳，女性．間欠的腹痛で来院．精査目的で CT 施行した．

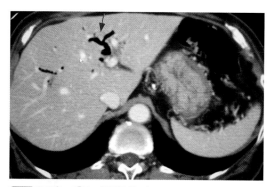

図28 可愛いガス（胆管ガス）

肝臓の中心部分にコロンとしたガスが集まる（**図28** の ➡）．

手術既往なく，胆管ガスの原因が説明できず，外科コンサルトが行われた．

腸閉塞，胆管ガスで思いつく診断名は，胆石イレウスである（☞ p.101 ［CASE-66］参照）．

方針 胆管ガスの原因を検索する．

腸管気腫

腸管気腫がある場合には，まず腸管壊死を除外する必要がある．腸炎，COPD の患者で腸管気腫を認める例も見かけるが，腹部症状がある場合には試験開腹，審査腹腔鏡を行うことを基本としている．

▶ CASE-22 ···

臨床像 78 歳，男性．心臓手術後 3 日目．バイタルサイン不安定でアシドーシス進行．腹部膨満あり，NOMI を疑い CT 撮影．

腸管内の air fluid level（ニボー）より背側に air を認める．腸管壁内ガスである（**図29** の ➡）．

方針 緊急手術の判断も含め，外科に判断を仰ぐ．

この症例は緊急手術施行し，壊死腸管切除，2nd look operation 施行した．NOMI であった．

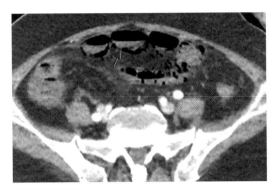

図29 腸管気腫

▶ **CASE-23** ···

臨床像 88歳，女性．軽い腹痛，食欲不振あり．腹部膨満はあるが圧痛反跳痛は認めない．精査目的にCT撮影されている．

　下腹部の腸管ほぼ全てが気腫となっている（**図30**の **➡**）．腸炎による気腫性腸管である．保存治療で軽快した．

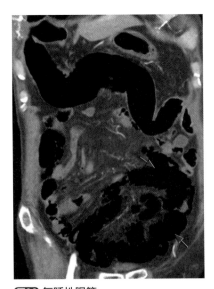

図30 気腫性腸管

JCOPY 498-16668

方針 緊急手術かの判断も含め，外科に判断を仰ぐ.

　この症例は腹膜刺激症状もなく，バイタルサイン安定し，痛みも軽いもので
あったため保存治療 close observation を行った.

胆嚢気腫

　気腫性胆嚢は胆嚢壁の壊死を示唆する所見であり，基本緊急手術である. 全身状
態により経皮経肝胆嚢ドレナージ（PTGBD）で状態改善を行う必要がある場合も
ある.

▶ CASE-24 ···

臨床像 　86 歳，男性. 右上腹部痛，39℃の発熱で来院. 白血球 3 万と上昇あり. 胆
　　　 嚢炎にしては熱，白血球とも上がりすぎで，肝膿瘍などの発熱精査目的に CT 施
　　　 行.

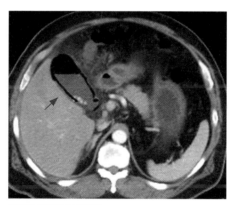

図31 気腫性胆嚢炎

　　膿瘍はなく胆嚢内容物の背側に air を認める（図31 の ➡️ ）. 胆嚢壁内ガスで
ある. 緊急手術を施行した.
方針 緊急手術である. 外科コール.

◢CT所見から病態を考えてみる

3. 各種異常の原因を考察する

● CT の異常所見から起こりうる病態を判断し疾患を考える.
● 症状,診察,CT 所見を合わせて診断に近づける.
● 単純,造影どちらでも可能である.

小腸ガスがある場合に考えること

　単純レントゲンでも言えることであるが,通常成人小腸内にはガスは見えない.
胃に入ったガスはゲップで体外に出されたり吸収されたりして十二指腸下行脚まで
に見えなくなる.

　腸内細菌数は小腸上部で内容 1 g あたり細菌数は 10^4 個,下部小腸で内容 1 g あ
たり細菌数は $10^{5～7}$ 個程度あるが,食物の小腸通過は速く,小腸内発酵が起きる前
に大腸に到達するため基本的に小腸内に発酵によるガスは見えない(呑気を行う小
児や小腸の動きが悪くなった高齢者は認めることがある).

　なぜ小腸ガスが出るのか.これは小腸の動きが止まったからである.小腸蠕動が
止まった理由は様々であるが,炎症による腸管麻痺と閉塞による通過障害が 2 大原
因である.
　小腸蠕動が止まることにより,大腸のように細菌による発酵が起き小腸内にガス
が発生する.長期小腸閉塞患者の小腸排液から便臭がすることがあるが,小腸の動
きが乏しい状態が長期継続し,小腸内で大腸と同様に発酵が起きていると考察でき
る.

　臨床的に大事なことは,
　「小腸ガスがレントゲンや CT で認められた場合は,その周辺に炎症がある,もし
くは閉塞があり,小腸の動きが悪くなっていると予測する.」
　(最近,小腸内細菌増殖症〔SIBO〕の概念があるが,ここでは外科的な疾患を論
じる)
　膵炎の際,膵周囲に小腸ガスを認めるものは sentinel loop と呼ばれていた(虫
垂炎の際に右下腹部の小腸ガスも sentinel loop と呼ぶ場合もある).これは膵炎

（虫垂炎）による周辺小腸への炎症の波及で，小腸の蠕動運動が止まり，細菌発酵で小腸内にガスを認める病態と考えられていた．sentinel ＝見張り，と呼ばれた理由は，そこに炎症があることを小腸や大腸が教えてくれている（見張ってくれている）という意味であった．大腸の場合は colon cut off sign と言われていた（colon cut off sign の原因は膵炎，炎症性腸疾患，癌，腸間膜虚血，腹部大動脈瘤破裂，胃癌結腸浸潤などでも見られる）．

小腸ガスがある場合

局所の場合はその周囲に炎症の原因，腸閉塞を考える．

広範囲の小腸ガスの場合は汎発性腹膜炎がないか検索する．

▶ CASE-25 ··

臨床像 79 歳，男性．担癌状態で化学療法中．昨日より腹痛あったが我慢していた．本日悪寒戦慄，バイタルショックとなったため救急車搬送．

広範囲に小腸ガスを認める 図32 ．

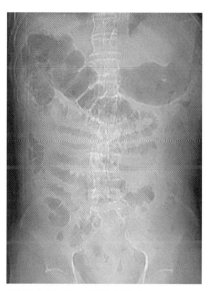

図32 大腸穿孔汎発性腹膜炎

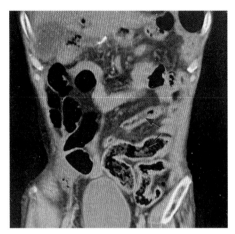
図33 汎発性腹膜炎

　小腸ガスが目立ち，壁肥厚もある**図33**．内部は食物残渣あり．
考える病態 汎発性腹膜炎の原因がどこかにあるはずである．

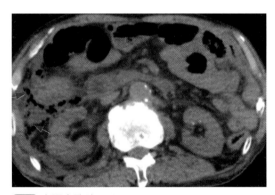
図34 大腸穿孔時の CT

　図34 は大腸後腹膜穿孔の CT 画像である．大腸穿孔により汎発性腹膜炎となり
広範囲な腸管麻痺となっている．後腹膜の隙間に便が入り込んでいる（**図34** の
→）．
方針 緊急手術である．外科コール．

Dirty fat sign（ダーティーファットサイン）の時の考え

　Dirty fat sign とは脂肪織濃度の上昇のことで，炎症の存在，リンパの拡張，静脈のうっ滞，浮腫，腫瘍浸潤などを示唆する．胆嚢周囲，憩室周囲，虫垂周囲，膵周囲の腸間膜脂肪織が白っぽく見えた場合にはその部分に炎症があると考える．または静脈うっ滞の場合も同様な所見を呈することがある．例えば絞扼性腸閉塞で絞扼された腸間膜や SMV 閉塞時にも静脈うっ滞により同様の所見を呈する．

　Dirty fat sign がある場合，その部分の炎症，静脈血栓，静脈うっ滞などその原因を探す．

▶ CASE-26 ···

臨床像　87 歳，男性．夜間痛みで目が覚め，救急車で搬送．悪心嘔吐，間欠的腹痛．腸間膜の CT 値が上昇しており，dirty fat sign がある 図35．

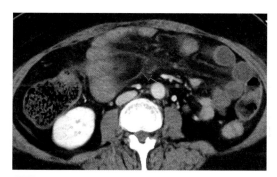

図35 患者の CT

考える病態　間欠的腹痛があることにより，この場合の dirty fat sign の原因は絞扼によるリンパ管や静脈がうっ滞した可能性が高い．
　この症例は絞扼性腸閉塞で緊急手術を施行した．

方針　緊急手術の可能性が高く外科コール．

▶ CASE-27 ···

臨床像　75 歳，女性．夕方より間欠的腹痛，悪心嘔吐あり．
　この症例も間欠的腹痛で dirty fat sign がある絞扼性腸閉塞の CT である 図36．

方針　緊急手術の可能性あり．外科コール．

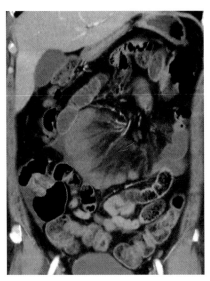

図36 絞扼性腸閉塞

▶ CASE-28 ···

臨床像 48 歳，男性．腹部膨満，軽い腹痛（持続痛）で受診．
図37 の CT も dirty fat sign （ → ）がある．▶は小腸壁肥厚．

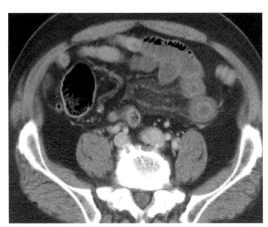

図37 腸間膜の dirty fat sign （ → ），小腸壁肥厚 （▶）

JCOPY 498-16668

考える病態 静脈うっ滞，血栓，炎症がある．症状は腹部膨満と軽い**持続痛**である．この場合の dirty fat sign は SMV 血栓などの可能性を考える．血栓などはないか確認してみる．

　　図38 の症例はヘパリン治療で軽快退院した．

方針 腸管壊死の場合には緊急手術の可能性もあり．

　　外科医の判断を仰ぐ．SMV 血栓症治療の基本はヘパリンでの保存治療．

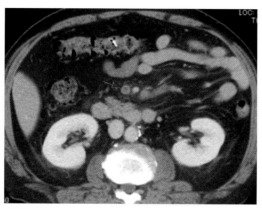

図38 SMV 血栓症の CT

小腸壁肥厚の時は

　小腸壁肥厚は腸炎が頭に浮かぶであろう．しかし腸炎と決めつけるのは危険である．除外してほしいのは，絞扼性腸閉塞と SMV 閉塞である．この 2 つはよく似た CT 所見のことがある．理由は両者とも腸間膜静脈の閉塞をきたすためである．

　Dirty fat sign と同様に小腸壁肥厚があった場合には炎症，リンパ，静脈うっ滞の原因と，静脈血栓がないかを探す．

▶ CASE-29 ··

臨床像 68 歳，男性．腹部膨満，腹痛（持続痛）で受診．

考える病態 小腸壁肥厚と dirty fat sign **図39** があるので絞扼による静脈うっ滞か静脈血栓を除外する．痛みは間欠痛なら絞扼，腸炎，持続痛なら SMV に血栓かもしくは腸管が壊死して症状が間欠痛から持続痛になった絞扼性腸閉塞がないかを確認する．

　門脈に移行する部分に血栓を認める **図40**．

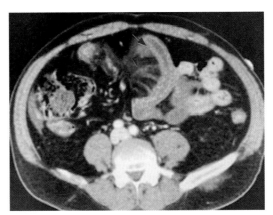

図39 小腸壁肥厚（ → ），dirty fat sign（ ► ）

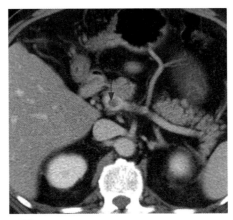

図40 SMV 血栓

JCOPY 498-16668

方針 緊急手術の可能性もあり．外科判断を．基本はヘパリンでの保存治療．

　この症例は SMV 血栓症であり，小腸壁肥厚と dirty fat sign があり，このスライスより頭側に血栓を認め，ヘパリン開始し軽快退院となった．

小腸壁肥厚と dirty fat sign

　この 2 つの所見で見逃してほしくない 2 つの疾患は**絞扼性腸閉塞**，**SMV 血栓**である．この 2 つは間欠痛，持続痛で予測できる場合もあるが，絞扼性腸閉塞で腸管壊死が進行した場合には持続痛になることもあることを認識しておく必要がある．

Caliber change（キャリバーチェンジ）

　腸管の口径差のことで，beak sign，鳥のくちばしサインなどと呼ばれる．腸閉塞の診断に用いる．
　絞扼性腸閉塞の場合には 2 か所で caliber change を認め，同時に絞扼された腸間膜の dirty fat sign があると絞扼の診断に近づく．
　キャリバーチェンジ，口径差を認めた場合には絞扼はないか確認する．

▶ CASE-30 ···

臨床像 75 歳，女性．夕方より間欠的腹痛，悪心嘔吐あり．
　口径差は CT を何度もスクロールして見つけることが大切である．
　図41 の画像では → の部分に口径差がある（この症例は絞扼性腸閉塞の CT であるが，caliber change がわかりやすいため提示している）．
考える病態 考える病態としては，腸閉塞である．
　単純性腸閉塞の場合は口径差は基本 1 か所である**図42**．
方針 単純性腸閉塞が明らかであれば緊急手術にはあまりならないが，その適応も含め外科コールが望ましい．

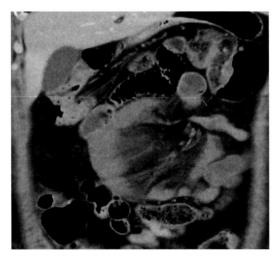

図41 Caliber change

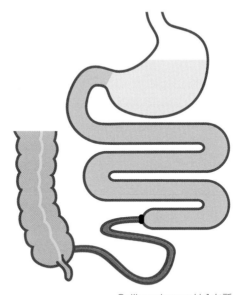

Caliber change は 1 か所

図42 単純性腸閉塞のシェーマ

JCOPY 498-16668

Closed loop（クローズドループ）

2 か所で閉塞が起こった腸管ループのことである．

病態としては，穴の中に腸管のループが入り込み，出られなくなった状態である．形としてはピエロが風船でループを作っているものをイメージするとわかりやすい．

原因として癒着でバンド（癒着による紐状の結合織）ができ，小腸がその輪に入った場合や，腸管が腹壁へ癒着し，癒着していない部分の小さな隙間の穴や，先天的か後天的か定かではないが，大網の穴，子宮広間膜の穴，などに入り込むこともある（図44 参照）．

穴が小さい場合は入り込んだ腸管ループの近位側，遠位側が両方閉塞（closed loop）し，締め付けられる状態になるため，その穴の中に入った小腸ループのみの拡張が最初に起きる．

時間とともにループ外の近位側（口側）の腸管も拡張し，遠位側（肛門側）は虚脱していく．穴が小さい場合や浮腫の増強により closed loop の腸管に血行障害が起き絞扼性腸閉塞となる．

▶ CASE-31 ···

臨床像 76 歳，女性．夕食後より間欠的腹痛，悪心嘔吐あり．

図43 の ➞ の部分にそれぞれ caliber change を認める．

考える病態 絞扼の可能性を示唆する．腸管も腸間膜も脂肪織濃度上昇しており，dirty fat sign を認める．

図44 のシェーマでクローズドループになった腸管の腸間膜が CT では dirty fat sign を認めることになる．

クローズドループを認めた場合は，絞扼の可能性を念頭に置き読影する．

方針 緊急手術の可能性が高い．直ちに外科コール．

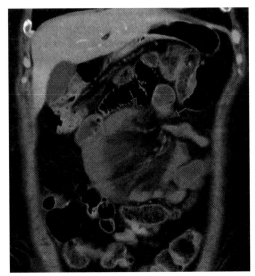

図43 2 か所の caliber change（ → ）

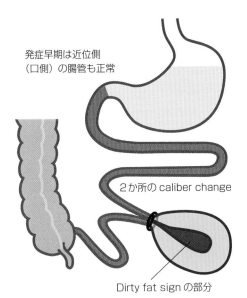

発症早期は近位側
（口側）の腸管も正常

2 か所の caliber change

Dirty fat sign の部分

図44 絞扼性腸閉塞のシェーマ

JCOPY 498-16668

Whirl sign（渦巻サイン）

　腸捻転時に血管が渦巻状に回っている所見を認めることがある．腹痛など症状を伴う場合には，血行障害をきたしている可能性が高く，手術適応となる．

▶ CASE-32 ･･･

臨床像 50 代，男性．昼過ぎに出現した腹痛で自宅で観察していたが，我慢ができず 23 時に来院している．心窩部の持続痛で圧痛あるが反跳痛は軽度であった．受療行動を考えて CT 施行．

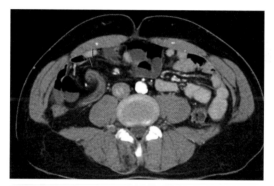

図45 Whirl sign（→）

　図45 の → 部分は腸管が回っている画像である．スクロールすると血管も回っているのがわかる．Whirl sign である．

考える病態 診断は上行結腸が捻転しておりいわゆる盲腸捻転であり，症状があるため手術が必要である．

方針 緊急手術であり外科コール．

Whirl sign（渦巻サイン）

　Whirl sign（渦巻サイン）≠緊急手術

　血管が捩れているように見える所見であり，緊急手術ではない場合もある．腸管麻痺患者で，腸管が拡張したことにより腹腔内で腸間膜が回転し，捩れて見える場合を時々見かける．症状がない場合には経過観察し腸管拡張が改善と同時に通常の状態となっていた．つまり CT 上 whirl sign に見えても腸管の血行障害がこない程度の捩れもあるため，whirl sign（渦巻サイン）の手術適応も自発痛の

有無，症状や身体所見で最終決定を行う．

S状結腸捻転と上行結腸捻転（いわゆる盲腸捻転）のレントゲン上の見分け方

S状結腸捻転のレントゲン所見は皆よく知っているが，上行結腸捻転（いわゆる盲腸捻転）のレントゲン所見は知らない研修医をみかける．この2つの疾患のレントゲン上わかりやすい見分け方を示す．

▶CASE-33 ···

臨床像 86歳，男性．3日前より続く発熱，経口摂取不良のため入所中の施設より紹介となった．

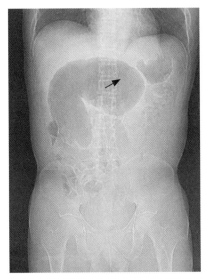

図46 上行結腸捻転（いわゆる盲腸捻転）

心窩部あたりに拡張した腸管を認める 図46 ．古い教科書に記載されていたが，ガスの向きが患者左（脾臓方面）を向いており（図46 の ➡），このレントゲンで上行結腸捻転（いわゆる盲腸捻転）を疑うとのことである．またガスの形からコンマ状，胎児に似ていることから embryo サインとも言われている．

ちなみにS状結腸捻転のレントゲンはガスの向きが右（肝臓方面）を向いている．

方針 診断確定目的に造影CTを行う．Whirl sign あれば外科コール．

▶ CASE-34 ···

臨床像 90 歳，男性．施設入所中．腹部膨満，食思不振で救急受診．
患者右，肝臓側に凸のレントゲンである図47.

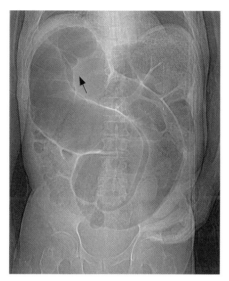

図47 S 状結腸捻転（右に凸：—→ ）

方針 明らかな大腸壊死を疑う所見があれば緊急手術，外科コール．それ以外はCS
（大腸ファイバー）で捻転解除し待期的手術を考慮する．

Target sign（腸管が重積し，標的のように見える）

連続する腸管が陥入することで発症し，エコーや CT であたかも標的のように見えることから 1977 年に Weissberg らにより命名された．経験した症例は重積の先進部分は，大人はポリープや腫瘍であったり，子供の場合は回盲部の炎症や腸間膜リンパ節が原因であることが多かった．

▶ CASE-35 ···

臨床像 52 歳，女性．食欲不振が続いている．時々腹痛もあったがすぐに軽快していた．唇に色素沈着を認める．

Target sign（**図48** の → ）を認める．内部に陥入した腸管膜の血管も認める．この症例の先進部は Peutz-Jeghers 症候群に合併する良性のポリープ（過誤腫）であった．

考える病態 腸重積であり通過障害や症状がある場合は緊急手術を行う．
方針 外科コール．

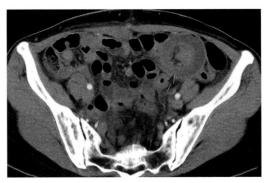

図48 Target sign

Small bowel feces sign（小腸糞便サイン）

小腸糞便サイン，小腸うんこサインとも呼ばれている．

通常小腸内容物は CT 上認識できないかほぼ均一な液体として描出される．

腸閉塞患者の CT で拡張腸管を遠位側（肛門側）へ追っていき caliber change（口径差）の部分を確認した際，拡張腸管側の内容物に，内部にエアーを含んだ蜂の巣のような内容物が認められる場合には，閉塞の原因が食物残渣である可能性がある．

大腸内では便の所見であるが，小腸内にはこのような内容物は通常認めず，小腸糞便サインと呼ぶ．炎症などが原因で腸管麻痺を長期に起こしている場合では認める場合もある．

口径差を認める腸管の近位側（口側）にある場合には食餌性の腸閉塞の可能性が高い．

痛みが激しく，腹水増量時には手術を考慮している．

JCOPY 498-16668

▶ CASE-36 ·

臨床像　48 歳，女性．激しい間欠的腹痛を主訴に救急室受診．前日大量に昆布を食べている．

　　小腸内にガスを伴う蜂の巣状の内容物を認める 図49．大腸内の便と似ている．小腸の口径差の近位側にこの所見を認める場合は，食餌性腸閉塞の可能性がある．

考える病態　食餌性腸閉塞の可能性が高く，昆布，わかめ，こんにゃくなどを食べたか，入れ歯かどうかも含め問診する．

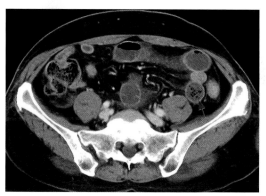

図49 Small bowel feces sign （ → ）

※入れ歯の問診

　魚骨穿孔を疑う場合や食餌性腸閉塞を疑う場合に大切になってくる．

　入れ歯の場合には口蓋などの感覚が乏しくなるため，魚骨を口腔内で認識できず飲み込んでしまうことがある．

　また入れ歯患者はよく噛まずに飲み込むことも考えられるため，昆布，わかめ，こんにゃくなど腸管内で膨張したり，消化されないで腸閉塞の原因を作る食物の摂食歴を聞くなど，推論につなげる．

　　他の小腸内容物と異なり内部にエアーを含んだ内容物を拡張腸管の先端に認める 図50．これは消化されていない食物残渣のことが多く，この症例は痛みが激しく手術を施行した．

　　上記 CT で見えていた内容物は昆布であった 図51．

方針　超緊急ではないが手術になる場合もあり．外科コール．

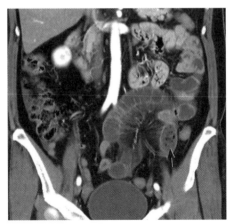

図50 Small bowel feces sign (→, 図49 と同じ患者)

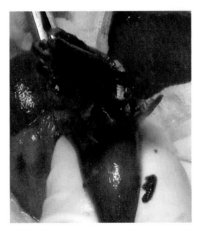

図51 小腸を切開し，昆布を取り出している

腹水とその性状

腹水の有無，腹水の CT 値を確認する意味は？

腸閉塞の場合に腹水があるということは，リンパ管や静脈のうっ滞の程度が激しいことを示唆するととらえる．単純性腸閉塞でも腹水が出ることある．

CT 値が高い腹水の場合は，出血や血性腹水の可能性を考える．

JCOPY 498-16668

　腸閉塞で血性腹水を認めた場合には，単純性腸閉塞よりは絞扼性腸閉塞の可能性が高く，うっ血壊死を免れるため緊急手術を行うことが多い.

　血液新鮮血：50 ～ 70HU 前後

　血性腹水：30HU 前後　　と言われている.

　自分で CT 値（HU：Hounsfield Unit ）を測定できるようになっておくと判断材料が増える.

　測定部位，時間でばらつくため，ピンポイントに測定する方法よりも，図52 のように領域を測定し平均が出る測定法がより信頼に値する．当然であるが臨床症状と合わせて判断する.

▶ CASE-37 ···

臨床像　87 歳，男性．3 日前からの腹痛で来院．腸蠕動音低下している.

　　図52 の測定方法は，　◯ 内の平均を出す方法である．平均 14 HU である.

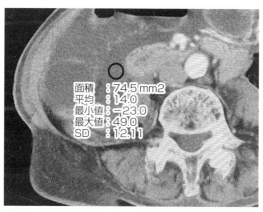

図52 腹水の CT 値．　◯ 内の平均を出している

　腹水の HU を測定し，診断のための情報を集める．この症例は虫垂炎穿孔，腹膜炎であり，手術施行した．HU14 の腹水は混濁腹水であった.

方針　手術．外科コール.

▶ CASE-38 ···

臨床像　76 歳，女性．夕食後より間欠的腹痛，悪心嘔吐あり.

　　図53 の ▶ 部分に腹水があり，HU は 37.

考える病態　腸閉塞で腹水が血性腹水であり，絞扼性腸閉塞の診断で緊急手術を施

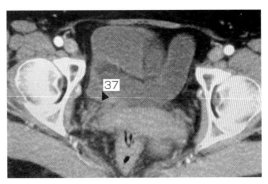

図53 絞扼性腸閉塞の血性腹水

　行した．CT で絞扼小腸の造影効果はあったが，手術では腸管はうっ血壊死で切除を余儀なくされた．
　　HU37 の腹水は血性腹水であった．
[方針] 血性腹水であり絞扼を強く疑い試験開腹（審査腹腔鏡）．

▶CASE-39 ···

[臨床像] 88 歳，女性．激しい間欠的腹痛を主訴に救急室受診．昨日大量に昆布を食べている．

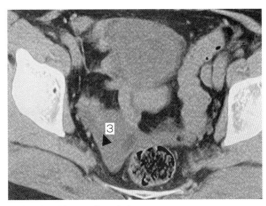

図54 単純性腸閉塞の腹水

　単純性腸閉塞でも腹水が出現し，その HU は 3 であった**図54**．単純性腸閉塞で，黄色透明の腹水と判断した．
[考える病態] リンパ管閉塞による腹水の可能性が高く，絞扼による静脈うっ血を示

唆する血性腹水はなさそうであった．

方針 保存治療で自然軽快となった．

▶ CASE-40 ···

臨床像 56歳，男性．バイク単独事故．搬送時バイタルサイン安定，FAST陽性．
腹腔内臓器損傷疑い．Trauma pan scan 施行．
　HUが高い値である 図55．HUが50を超えている部分もあり血性腹水というよりは出血の可能性が高い．

考える病態 腹腔内出血あり，CT中ショックに陥り緊急開腹手術を施行した．腸間膜損傷からの出血であり，止血し救命した．このHU50を超えていた腹水は血液そのものであった．

方針 腹腔内出血，ショックバイタルで緊急手術である．外科コール．

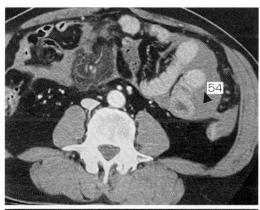

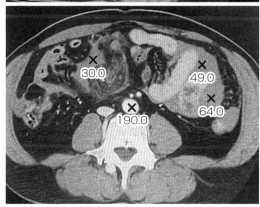

図55 交通外傷患者

生理機能を考えた読影：胆石発作の診断？

　食物が胃十二指腸内にあるにもかかわらず，胆嚢が拡張していることは胆石発作の診断に使える所見？

　これは常に見られるわけではないが，胆石発作の診断を考える際に参考にしている．

　生理機能としての胆嚢収縮のメカニズムは，食物が十二指腸付近に届いたらホルモン，神経が関与し，胆嚢収縮が起き胆汁を押出し，食物と胆汁を効果的に混ぜる働きである．

　胆石発作を疑っている患者の場合には，CT 上胆嚢が拡張している所見に加え，胃や十二指腸内に大量の食物が認められることがある．

　逆に胃，十二指腸に食物があるにもかかわらず，通常は収縮しているはずの胆嚢が拡張していることは，胆嚢収縮時に小さな胆石や胆泥が胆嚢管を閉塞し，胆石発作が生じた可能性を考える．

▶ CASE-41 ···

臨床像　45 歳，女性．夕食 1 時間後より突然発症の心窩部痛を認め，救急車来院となった．

　胆嚢は拡張している（図56 の ➡ ）が，十二指腸に食物残渣を認める（図56 の ●）．

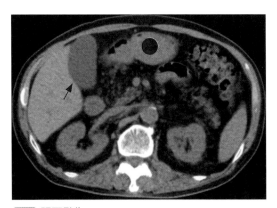

図56 胆石発作

考える病態 食物が十二指腸にあるにもかかわらず，通常なら収縮しているはずの胆囊が拡張している．胆石発作の疑いを持つ．

　この症例はこの後胆囊炎となり手術となった．
方針 胆囊炎になる可能性が高いことを説明し，症状改善なければ入院．

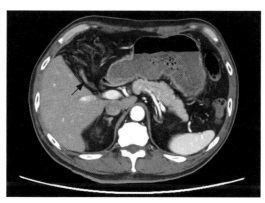

図57 食後の虚脱胆囊

　胃内容物があり，胆囊が収縮している（図57，外傷患者の精査目的 CT）．通常はこの CT のように胃に食物がある場合は胆囊収縮．

4. 各疾患の特徴，診断の決め手

● 各疾患の CT 所見の特徴を覚え，緊急事態の所見を知り診断治療に役立てる．
● 造影 CT が良い．

絞扼性腸閉塞

CT の特徴
・クローズドループの腸間膜に dirty fat sign を認める
・腸管壁の肥厚
・腹水の HU 値が高い場合には血性腹水の可能性が高くうっ血壊死を示唆する
・腸管壁の造影効果の時相が正常腸管に比べ遅れる場合には静脈うっ血の可能性が
　高い

時相のズレは絞扼組織の組織内圧の上昇が起因しており，静脈が閉塞している可能性を考える．絞扼腸管は静脈圧が上昇するため閉塞していない腸管よりも遅く造影される．

腸管壊死には 2 種類ある

腸管壁の造影効果の減弱は腸管虚血であり腸管壊死を疑うことは皆知っているが，注意すべき点は，

腸管壊死の原因は

<u>動脈閉塞の場合</u>　「梗塞壊死」

<u>静脈閉塞の場合</u>　「うっ血壊死」

の 2 つがあることを知っておく

静脈閉塞の時点で腸管はうっ血壊死をきたす．つまりたとえ腸管壁に造影効果があっても，うっ血している時点で既に腸管は壊死に瀕している可能性がある．造影効果がなくなるまで待ってはいけない．正常腸管よりも造影効果の遅れのがあるとき，静脈うっ血はあると考える．よって静脈うっ血の時点で手術の適応となる．

腹水穿刺

臨床的には血性腹水があれば静脈うっ滞が起きていると判断している．CT の精度が良くなかった時代には，手術適応の判断を，腹水穿刺を行い，血性腹水の場合には手術適応と判断していた時代もあった．

▶ CASE-42 ···

臨床像　78 歳，女性．腹痛で深夜救急受診．腹部所見は平坦軟．症状は最初間欠痛であったが，持続痛に変わり痛みは軽減したと言っている．

「造影効果があれば腸管壊死ではない」は間違い！

「静脈閉塞で腸管壊死は進行する」

造影効果の時間的ずれ（**図58** の ➡），腸管壁肥厚，dirty fat sign，腹水のHU30 前後であり血性腹水の所見あり．この腸管は壊死していたが **図58** の CT では壊死腸管も造影されている．

考える病態　絞扼性腸閉塞を強く疑う．

方針　緊急手術である．外科コール．

図58 の CT では腸管は造影されているが，腸管はうっ血壊死をすでにきたしており切除した **図59**．間欠痛から持続痛に症状が変化し，腸管壊死が完成した絞扼性腸閉塞であった．

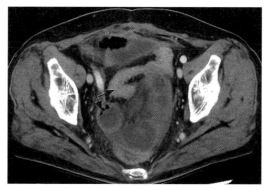

図58 絞扼性腸閉塞，造影効果の違い（ → ）

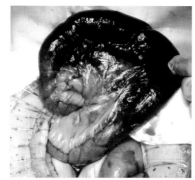

図59
手術所見

非閉塞性腸管虚血（NOMI）

　動脈が原因の腸管壊死は SMA 閉塞や NOMI がある．SMA 閉塞は CT 上，動脈層で腸管の造影効果減弱が明らかだが，NOMI の場合には，CT 所見のみで虚血を判断することが困難なことが多く，他の検査所見や臨床所見も合わせ複合的に判断する必要がある．

　我々が NOMI の診断で決定的と考えている CT 所見，臨床所見を示す．

・CT 上門脈ガスを認める

・CT 上腸管気腫，腸間膜内ガスを認める

・診察上明らかな腹痛（腹部所見）を認める

・検査結果でアシドーシス，乳酸値の上昇を認める

・他に説明のつかない全身状態の悪化がある

　などを総合的に判断し試験開腹を行う．

臨床像 78歳，男性．心臓手術後3日目．バイタルサイン不安定でアシドーシス進行．腹部膨満あり，NOMI を疑い CT 撮影．

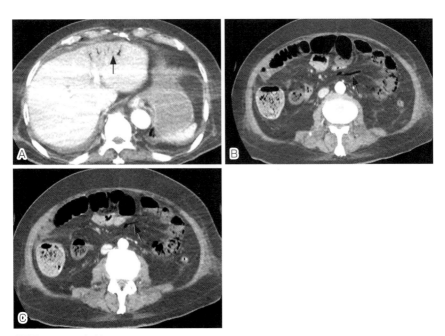

図60 NOMI 患者の CT

　門脈ガスを認める（図60A の ➜）．腸間膜内ガス（腸間膜静脈内ガス）を認める（図60C の ➜）．

考える病態 NOMI など腸管壊死を疑う．腸炎など気腫性腸管でも同様な CT 所見を呈することがあるため，判断が難しい．

方針 外科コールで判断を仰ぐ．試験開腹を行った（NOMI であり 4th look 手術まで行い救命した）．

胆嚢炎

CT の特徴
・胆嚢壁の肥厚
・胆嚢壁周囲の浮腫
・胆嚢周囲の脂肪織濃度の上昇（dirty fat sign）
・胆嚢床部分の肝臓の早期濃染
・胆嚢壁の造影効果のムラ（胆嚢壊死）

無石胆嚢炎の場合は CT での確定診断は難しいことが多い．

診断は問診，診察，検査所見，画像所見で判断する．

▶ CASE-44 ··

臨床像 78 歳，女性．食後 2 時間の心窩部痛，悪心，嘔吐で翌日受診．

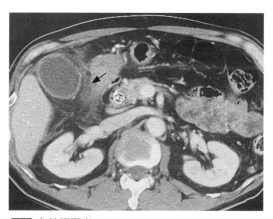

図61 急性胆嚢炎

　この症例は肝臓への炎症波及や胆嚢壁の顕著な肥厚はないが，胆嚢周囲脂肪織
濃度の上昇（dirty fat sign，図61 の ➡ ）がある．動脈閉塞による胆嚢壊死の
場合は胆嚢壁肥厚がないことが多い．
　動脈相で胆嚢周囲肝臓部分の早期濃染（図62 の ➡ ）：胆嚢底部周囲の肝臓が
造影されているのがわかる．

胆嚢周囲の浮腫（**図62**の▶）：胆嚢壁の造影効果のムラ（胆嚢壊死）胆嚢壁の連続性がなくなっている．胆嚢腫大を認める．

方針 全身状態よければ手術，悪ければ PTGBD（経皮経肝胆嚢ドレナージ），抗菌薬投与．

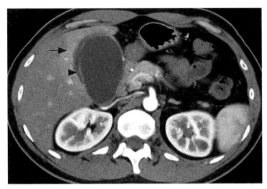

図62 急性胆嚢炎

▶CASE-45 ···

臨床像 86歳，男性．右上腹部痛，39℃の発熱で来院．白血球3万と上昇あり．胆嚢炎にしては熱，白血球とも上がりすぎと判断し，肝膿瘍などの発熱精査目的にCT施行．

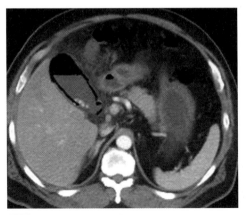

図63 気腫性胆嚢炎の所見

JCOPY 498-16668

胆囊壁に気腫を認め胆囊粘膜壊死の所見である **図63**．緊急事態である．
方針 胆囊炎は手術時期も含め，外科コール．気腫性胆囊炎の場合は緊急事態であり，夜間でも外科コール．全身状態悪ければ PTGBD（経皮経肝胆囊ドレナージ）．

膵炎（詳しくは膵炎ガイドラインを参照）

CT の特徴
・膵臓周囲脂肪織の浮腫
・膵臓実質の浮腫
・重症度判定には後腹膜への水の貯留の範囲
・膵実質の造影不良域の範囲
　などが重症度評価に必要な CT 所見である．

▶ CASE-46 ···

臨床像 48 歳，男性．2 日前より心窩部痛，腹部膨満あり．下血，血圧低下で緊急搬送．

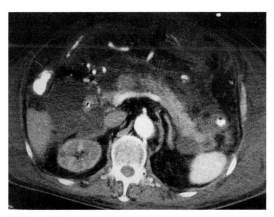

図64 重症膵炎の CT

　一部造影不良域を認める膵臓，膵臓前面の浮腫，右腎臓前面の浮腫，横行結腸間膜浮腫と腸間膜内の仮性動脈瘤の腸管内への破裂（**図64** の ➡ ）を認め，緊急動脈塞栓術（TAE）となった症例．
方針 緊急 TAE，放射線科コール．

急性膵炎の治療において予後を左右すると言っても過言ではないことは，極力脱水を避けることである．重症であればさらにその必要性は高まる．血管内脱水を避けることは膵炎治療で最も大切である．

また診断時点で，結石性膵炎の場合には，緊急内視鏡で治療を行うことで改善する可能性もあり，直ちに消化器内科に相談し判断を仰ぐ．

abdominal compartment syndrome に関して：開腹の適応は？

膀胱内圧が腹腔内圧の代用として用いられるが，膀胱内圧 5 ～ 7 mmHg は正常，15 mmHg 以上は腹腔内高圧，20 mmHg 以上で臓器障害があった場合には腹部コンパートメント症候群という定義がある．

膀胱内圧に関しては，あくまでも目安であり，以下に示すような様々な指標を加味して行う必要がある．

臓器障害があるかどうかの判断は，
・バイタルサイン不安定（呼吸状態も含め）
・進行するアシドーシス
・説明できない全身状態の悪化
・尿量の減少
・大腿部皮膚の mottling（網状紅斑）：静脈うっ滞，末梢循環不全の所見
が臨床的には重要と考えており，腹圧だけ上昇している場合には，まず腹水を抜いたり，浣腸や，肛門からチューブを挿入し，大腸の脱気を行ったりして腹圧の上昇する原因をなくす努力を行い，不必要な開腹手術は極力避けるべきであると考えている．

そのような努力でも改善しない場合，全身状態悪化する場合には救命のために迷わず手術に踏み込む．

我々の手術適応では，一度開腹した場合には，閉腹はすぐには不可能なことが多く，その後しばらく open abdominal management となる．膵炎の abdominal compartment syndrome の場合は半年近く閉腹できなかった救命症例もあった．

JCOPY 498-16668

Fitz-Hugh-Curtis 症候群（肝周囲炎）: 動脈相で診断する

　肝周囲炎を history taking（問診）で疑った場合，確定診断はクラミジア抗体陽性，もしくは肝周囲のバイオリンの弦様の癒着を腹腔鏡で確認することになる．前者は現時点では結果まで数日を要し，後者はこの診断のために手術を行う施設はないと思う．このような場合に，

・造影 CT で動脈相において肝周囲が造影されることでこの疾患を診断することができる．

▶ CASE-47 ···

臨床像　24 歳，女性．発熱，右上下腹部痛で来院．深呼吸で腹痛が増強する．

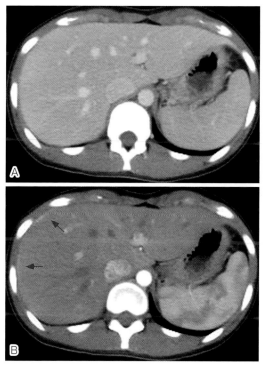

図65 Fitz-Hugh-Curtis 症候群

　造影 CT の中間相 図65A ではわからない．
　造影 CT の動脈相 図65B で肝臓外側の癒着が造影されている．これは Fitz-

Hugh-Curtis 症候群（肝周囲炎）の診断に使える所見である．クラミジアによる肝臓周囲の癒着でバイオリンの弦（violin strings）様の癒着が造影され肝臓表面に **図65B** の → のように造影される．

方針 Fitz-Hugh-Curtis 症候群（肝周囲炎）の診断である．抗体検査提出，抗菌薬投与開始．

虫垂炎：糞石がある場合には手術の可能性が高まる

虫垂炎の CT 上の特徴
・虫垂周囲の dirty fat sign
・虫垂の短径 6 mm 以上の拡大
・糞石の存在

▶ CASE-48 ···

臨床像 36 歳，男性．悪心嘔吐，腹痛と発熱で救急室受診．心窩部の痛みと右下腹部に圧痛，反跳痛あり．

盲腸末端，虫垂根部に糞石を認める（**図66A** の → ）．

虫垂が 12 mm に腫大している **図66B**．成人の正常上限は 6 mm と言われている．個人差はあるため，臨床症状も加味して判断する．

方針 手術時期も含め，外科コール．

虫垂内にガスがあるということはどういう意味がある？

一つは虫垂根部に閉塞がないことである．盲腸への交通があることであり，他に所見がなければ正常虫垂である可能性が高い．

二つ目は虫垂粘膜が壊死しガスを産生している場合も虫垂ガスを認める．経験した虫垂壊死の症例は虫垂内にガスがあるにもかかわらず，虫垂短径が 10 mm ほどに拡張しており McBurney ポイントに症状もあったため虫垂炎の診断にはさほど迷わなかった．

正常虫垂の CT 所見としては，
虫垂の短径が 6 mm 以下で虫垂周囲に dirty fat sign がないこと．虫垂内ガスは正常虫垂でも確認できない場合も多い．

JCOPY 498-16668

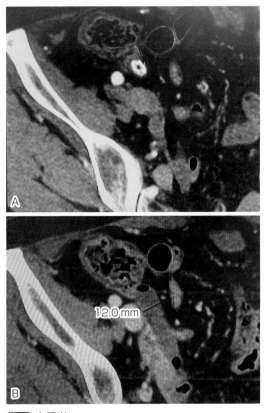

図66 虫垂炎

憩室炎

CT 上の特徴
・憩室を中心にした周囲の dirty fat sign
・憩室部分の腸管壁肥厚（ない場合もある）
・正常虫垂（右側憩室炎の場合）

　右下腹部痛の場合には虫垂炎か憩室炎か迷う場合が多いため、正常虫垂を見つけた場合は憩室炎と自信を持って診断できる.

　右側の憩室炎は基本的に保存治療で軽快することが多い. 左側の憩室炎はもちろん保存治療で軽快する場合も多いが、右側に比べ穿孔や狭窄などで手術になる可能性は高い.

▶ **CASE-49** ···

臨床像 48歳，男性．2日前より腹痛，発熱あり外来受診．右下腹部圧痛反跳痛あるも，悪心嘔吐はなく，食事もほぼ通常通りに摂れている．

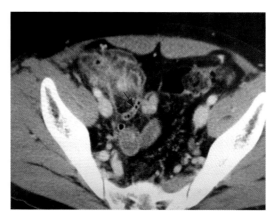

図67 憩室炎と正常虫垂

　盲腸付近の dirty fat sign を認める．虫垂（図67の ➡）には内部にガスを認め，短径5mm で虫垂周囲には dirty fat sign は認めず正常虫垂である．この症例は間違いなく憩室炎と言える．

方針 血液培養採取し抗菌薬開始．

魚骨穿孔

魚骨穿孔は，画像なしには診断は不可能である．

▶ **CASE-50** ···

臨床像 3日前より腹痛，腹部膨満を主訴に来院．軽い反跳痛を認め腹膜炎疑いでCT 施行した．

JCOPY 498-16668

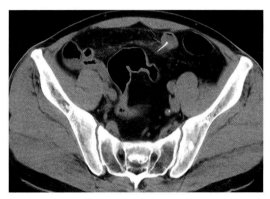

図68 魚骨穿孔

　軽い反跳痛と腹部膨満感がある．**図68** の ➡ に小腸壁内から壁外へ魚骨が突き出しており，周囲の脂肪織に dirty fat sign を認める．

　魚骨穿孔は穿孔から来院まで数日経っていることが多く，エコーで確認できる達人がいれば診断できるが，通常 CT で診断する．入れ歯の問診も参考になる．
方針 緊急手術，外科コール．

卵巣捻転

CT 上の特徴
・嚢腫内の壁に実質部分があり，これが造影されないことで捻転を予測できる．

▶ CASE-51 ···

臨床像 48 歳，女性．深夜腹痛で目が覚め，救急車受診となる．嘔吐が激しく，強い腹痛を訴えるも，腹膜刺激症状に乏しい．
　図69 は単純 CT と造影 CT を並べているが，➡ の部分は造影されておらず，血行障害の可能性がある．卵巣捻転緊急手術となった症例である．
方針 緊急手術，婦人科コール．

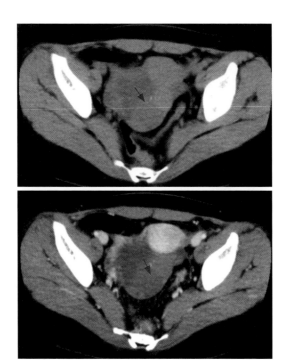

図69 卵巣捻転

感染性大動脈炎

CT 上の特徴

・大動脈周囲に dirty fat sign らしき脂肪織濃度の上昇が見られる.

・動脈壁がスムースではない場合は感染性動脈瘤や感染性動脈瘤破裂を疑う.

▶ CASE-52 ···

臨床像　73歳，男性．昨日より発熱背部痛あり．経過見ていたがおさまらないため救急受診となる．CVA knock pain が両側にある.

　　　図70 は感染性大動脈炎の所見で，大動脈周囲の脂肪織濃度が上昇しており，大動脈が2つあるように見える．石灰化がある部分が大動脈で，椎体の真上の造影剤の溜まりは感染性大動脈瘤（ ➡ ）である.

方針　直ちに血液培養採取し抗菌薬投与．循環器内科，心臓血管外科緊急コール．大動脈周囲炎，大動脈炎に関しては成書参照のこと.

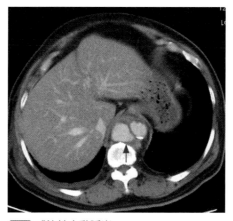

図70 感染性大動脈炎

左傍十二指腸ヘルニア

CT 上の特徴

・正常では下腸間膜静脈の背側に腸管はない！

　左傍十二指腸ヘルニアの診断の key は，下腸間膜静脈の背側に腸管がみえるかどうか !!

　図71 は腸閉塞患者の CT である．正常解剖では ➡ が下腸間膜静脈であり，その背側には腸管は通常存在しない．

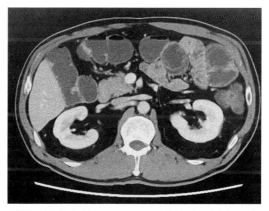

図71 腸閉塞患者の CT．下腸間膜静脈の背側に腸管は認めない．この CT は正常解剖である

図72 は下腸間膜静脈の背側に腸管を認める.

▶ CASE-53 ‥‥‥‥‥‥‥‥‥‥‥‥‥‥‥‥‥‥‥‥‥‥‥‥‥‥‥‥‥

臨床像　10歳，男児．悪心嘔吐腹痛で救急受診．腹部所見では圧痛，反跳痛なし．
経過観察中にバイタルサインがショックとなり緊急で CT 施行した．

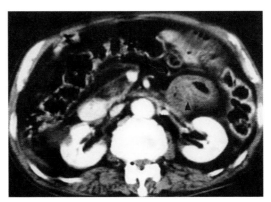

図72 左傍十二指腸ヘルニア

　　図72 の CT では → が下腸間膜静脈で腎静脈との間に腸管（▶）を認める．左
傍十二指腸ヘルニアであり，緊急手術を施行した．
方針　緊急手術，外科コール．
　　緊急疾患を中心に問診，診察，CT で確定診断を行い治療につなげてきた．こ
れまでにあげた疾患は，傍十二指腸ヘルニアなど非常に稀な疾患もあるが，日常
遭遇する疾患が主である．

　　次の項目では非典型的な症状を呈する緊急症例や，診断の落とし穴，外科に関
する稀な腹痛患者の症例をあげてみた．

JCOPY 498-16668

稀な腹痛患者エピソードと診断のカギ

● 非典型例と落とし穴を知っておく.

▶ **CASE-54** ··

病歴 84歳,女性.喉にパンを詰まらせて,自ら2,3回催吐した後より突然激しい心窩部痛が出現し,近医で咽頭内に異常がないことを確認され帰宅するが,腹部症状続くため同日当院 ER 来院.

所見 意識清明,血圧 140/70 mmHg,体温 37.5℃,腹部平坦軟,圧痛反跳痛なし.胸腹部レントゲン上異常所見指摘できず,胃炎疑いで帰宅予定であった.

経過 帰宅を促すも腹痛が激しいことで入院経過観察となった.翌日呼吸状態の悪化があり胸部レントゲンを撮ったところ,左肺野透過性の悪化を認め,CT を施行した.

　縦隔内に腔を形成し,air-fluid level（ニボー）を認める.食道（**図1**の →）から縦隔内に飲み込んだ唾液などの流出を認め,下部食道左側の縦隔内への穿孔の所見である.

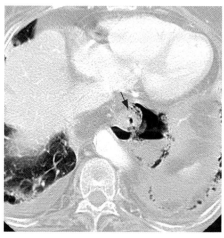

図1 食道破裂

この症例は，嘔吐の後より心窩部痛が出現したとわかっているにもかかわらず，この診断名が思いつかなかったらしい．

Boerhaave 症候群（特発性食道破裂）は診察やレントゲンでは初期診断は難しく，CT を撮影することが早期診断には必要である．

診断　Boerhaave 症候群（特発性食道破裂）

♂ 診断のカギ

● 痛み出現と嘔吐の順番を必ず聞くことが初療でこの疾患を診断できる唯一の方法である．
● 発症初期は診察上，検査，レントゲンでも診断は非常に難しい．
● 嘔吐後の痛みの場合は必ず Boerhaave 症候群の除外のために CT を施行する．単純 CT でも診断はできる．

▶ CASE-55

病歴　48 歳，男性．睡眠中であったが，40 分前に心窩部痛で目が覚めた．痛みが激しく救急車を呼んだ．

所見　腹部平坦軟，圧痛反跳痛なし．（括弧内は正常値）AST 15（13 〜 30），ALT 29（10 〜 42），LDH 165（124 〜 222），WBC 9,700，心筋トロポニン 10（〜 34.2），心電図初回のみ．

経過　初療を担当した研修医は，話から突然発症，受療行動があり心筋梗塞，大動脈解離を除外するため，まず心電図，採血を行い，胸部造影 CT をオーダーしようとし，すぐに上級医に相談した．上級医は心電図に特徴的な変化に乏しいこと**図2**，採血も白血球やトロポニンの上昇はないことを理由に，しばらく経過観察となった．30 分後心室細動（VF）から心停止となった．

診断は心筋梗塞で，2 回の自己心拍再開（ROSC）後，明らかな ST 変化を認め緊急 PCI で救命した．

JCOPY 498-16668

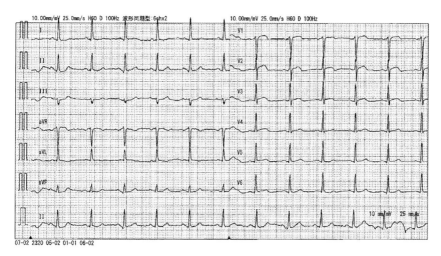

図2 初回に撮った心電図

診断 心筋梗塞

何を行うべきだったか？

　心電図の頻回の再検とトロポニンの再検（1時間後では間に合わなかったが）（解離除外の造影 CT）ではなかったかと思う．トロポニンの再検はやはり結果までのタイムラグが生じる．忙しい中でこのような疾患を疑った場合には観察室ではなく，心電図の頻回再検，モニターをしっかり確認できる観察方法をとることが有効ではないか考える．

♂ 診断のカギ

● 突然発症，受療行動があった場合には，造影 CT で解離，繰り返し心電図で NSTE-ACS なども含めた除外を行う．

▶ **CASE-56** ··

病歴 58歳，女性．市内電車通勤中の突然発症の腹痛で，次の駅で降り，他の乗客に救急車を呼んでもらい来院となる．腹痛を訴えておりやや不穏状態．しきりに痺れを訴える．悪心あるが嘔吐なし．電車乗車までは全く何も症状なし．

所見 意識はやや不穏状態．胸部に異常所見なし．腹部は平坦，軟で腸蠕動音も聴取できる．圧痛反跳痛も明らかではない．痺れを訴える．

経過 診察中に痛みが変わったことを訴えたため，解離疑いで造影 CT 施行した図3．

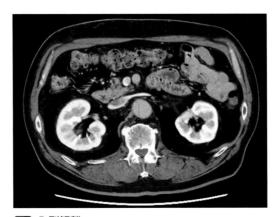

図3 B 型解離

診断 大動脈解離　Stanford B

　解離は腹部大動脈から胸部まであり，腹腔動脈や SMA の閉塞はなく，血圧コントロールを中心にまずは保存治療が開始された．

♂ 診断のカギ

● 突然発症，受療行動あり．胸痛に限らず腹痛も痛みの移動を見逃さない．

JCOPY 498-16668

▶ CASE-57 ∙∙

病歴 48歳，男性．生来健康であったが最近の健康診断で高血圧指摘を受けた．午前2時気分不良で目が覚め救急室をwalk in来院．症状は「どう言い表していいかわからないが，胸焼けみたいな症状で気持ち悪さがある」とのことであった．既往は最近指摘された高血圧であるが，家族歴で母親が若い頃に亡くなっている．

研修医の記載では，今まで病院に行ったことはない人が，夜間痛みで目がさめた．初めての痛みであり，どう表現していいかわからない主訴がある．救急室では普通に歩いており，今はやや良くなっているとのこと．身体所見に問題はなく手に痺れがあると言っている．ややぽっちゃり型体型であるが親が若い頃に亡くなっている．以上より突然発症，受療行動を加味して解離は除外したい．と記載されていた．

経過 心電図，採血，造影CTをオーダーしたところで，心肺停止（CPA）症例が2件立て続けにERに搬入され，1時間ほどの空白の間，この患者は待合室で痙攣を起こしていた．

診断 大動脈解離

直ちに初療室へ運びエコーを施行したところ心タンポナーデをきたしていた．緊急で心嚢切開術施行し，血圧維持しながら造影CT施行 図4．Stanford A型解離の診断で心臓血管外科により緊急上行大動脈置換術が施行され救命した．

♂ 診断のカギ

● 突然発症，受療行動，家族歴あり．
● 普通体型〜ややぽっちゃりの遺伝性疾患（マルファン症候群のような）もいる（我々は「マルちゃんもいる」と教育し，特徴的な身体所見がないからといって，遺伝的な疾患の可能性を除外しないように注意喚起をしている）．

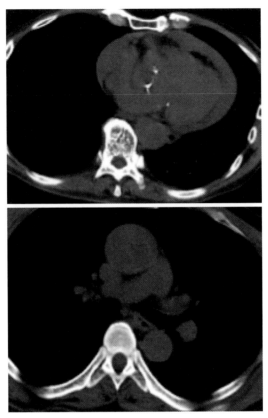

図4 大動脈解離，単純 CT

▶CASE-58 ··

病歴 82歳，女性．テレビを見ていたら急に腹痛出現した．すぐに救急車を呼び受
診となった．

所見 高血圧，心筋梗塞，脳梗塞の既往がある患者で，冷汗あり．臍周囲に腹痛を
訴えるも，身体所見上は圧痛，反跳痛はない．腸蠕動音は亢進している．食事は
さしみを食べたとのことであり，最近良く見かける症状に似ており，食中毒かア
ニサキスなどを疑う．との記載あり．

経過 下痢はなく，緊急内視鏡を施行したが，アニサキスは見当たらなかった．痛
みは治らず入院となった．夜間も痛みを頻回に訴えていたが，痛み止めで経過観
察されていた．翌日午前3時にCPA（心肺停止）となった．

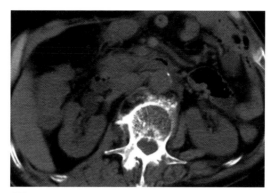

図5 SMA 血栓塞栓症

Hyper dense SMA sign を認める **図5**.

診断 SMA 血栓塞栓症

何が起きたのか？

突然発症，受療行動あるが，最近多い疾患をまず最初に思い浮かべるバイアス（☞［05 章］参照）がかかってしまった可能性が高い．これは確かにアニサキスの症状に似ているかもしれないが，内視鏡で見つからなかった時点で，もう一度医療推論を行う必要があった．

診断は SMA 血栓塞栓であったが，経過観察により腸管壊死となり CPA となっている．

♂ 診断のカギ ▶

● 突然発症，受療行動あり．明らかに激しい腹痛（臍の周りの痛みが多い）なのに腹部平坦軟である．時に腸蠕動が亢進していることもある．この場合にはやはりまず SMA 血栓塞栓など血管系異常の除外を優先する．

▶ **CASE-59** ···

病歴 60歳，女性．起床後ミルクティーを飲んだ後から突然発症の腹痛が出現．腹
部全体の痛みで持続痛．痛みの性状は締め付けられるでもなくちくちくする感じ
でもなく表現するのが難しい．家で1回嘔吐．これまで経験した中で最悪の痛み．
痛みの移動はない．初療室でも1回嘔吐した．下痢はない．

所見 BP 140/70, PR 84, BT 36.4, RR 28, SpO₂ 99（RA）．痛みで呻いている．
腹部は肥満のため膨隆しているが軟である．腸蠕動音亢進はない．腹部全体に自
発痛強いも，腹部非常に柔らかい．軽い圧痛あり，反跳痛なし．

経過 心電図は正常で心筋梗塞は除外され，腹部に軽度の圧痛はあるが反跳痛なく，
腹壁は柔らかい．痛み止めでかなり痛みは治まっているため経過観察し症状悪化
あればCTとカルテに記載されている．入院後も痛みは続き，造影CTが施行さ
れた**図6**．

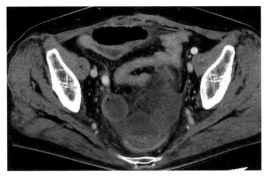

図6 絞扼性腸閉塞

診断 絞扼性腸閉塞

♂ 診断のカギ

● 突然発症，受療行動あり．明らかに激しい腹痛であり，この場合にも，
まず血管系異常の除外を優先する．
● CTでは小腸の動脈造影時相のズレがあり，小腸壁肥厚，dirty fat sign,
CT値の高い腹水あり，絞扼性腸閉塞のCT所見である．

JCOPY 498-16668

緊急開腹手術施行された．この症例は骨盤腔内の癒着間の小さな隙間に嵌頓しており，腹腔内には腹水も炎症所見もなかった．絞扼された腸管は壊死していた．

なぜ持続痛であったのか？

手術所見では5 cmほどの小さな穴に腸管ループが完全にはまり込んでおり，最初から激しい血行障害を起こしていた可能性はある．この症例は間欠痛を訴えなかった絞扼性腸閉塞であった．突然発症，受療行動のある絞扼性腸閉塞では，この症例のように最初から持続痛の場合もあることを経験した．

▶ CASE-60 ··

病歴 85歳，男性．午前2時に腹痛で救急搬送された．腹痛は来院1時間前に発症し間欠痛であり，2回嘔吐があった．本人はトイレで下痢をしたと言っている．

所見 腹部は平坦，軟であり圧痛は軽く反跳痛はない．腸蠕動音はやや亢進している．

経過 トイレで下痢をしたと言っており，「嘔吐，腹痛，下痢」でこの医師は腸炎と診断し，朝まで点滴し帰宅の方針となった．

輸液を行い，痛みに対してブスコパン®（ブチルスコポラミン）を使用し，その後も痛みは続いたため，さらに強い痛み止めを使用しているが痛みは治っていないとのことであった．痛みがある状態で，腸炎の診断で日勤の医師に引き継ぎ入院となった．

この後も痛みを訴えるが，日直医は腸炎の診断を信じ，痛み止めを繰り返し使用し経過観察していた．

その翌日の深夜CPAとなった．

来院後にとられたCT **図7** では，絞扼性腸閉塞の所見を呈していた．

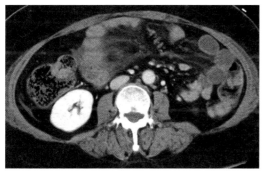

図7 絞扼性腸閉塞

何が起きたのか？

夜中の受診であり，睡眠中に痛みで目が覚めており突然発症ととらえ，近所迷惑を考えると思われる成人が，夜中の2時にけたたましいサイレン音を響かせて駆けつける救急車を呼んでいることから受療行動ありと捉える．

睡眠不足の研修医は無意識にバイアスがかかってしまい，「嘔吐，腹痛，下痢」のキーワードに飛びつき腸炎の診断をつけてしまった．

腸炎という診断がついているため思考が止まってしまい，痛み止めが効かない状態を放置してしまった．日直医は先輩医師の申し送りで腸炎と申し送られたため，腸炎の診断を疑うことをしなかった．腸炎＝自然に治る，というバイアスで思考停止となっており，痛み止めが効いていないのに「何かおかしい」という考えすらできなかった症例である．

腸炎など自然に治るイメージが強い診断名はつけないようにすることは大切である．

♂ 診断のカギ

- 突然発症，受療行動がある．ここで造影 CT を施行する．
- 患者の訴える下痢は，あなたの想像する下痢とは違うかもしれない．渋り腹など，通常の下痢なのか性状や量を確認する．
- 腸炎胃炎など自然に治る診断はつけない．「非特異的腹痛」にする．
- たとえ上級医からの引き継ぎでも，過信せずもう一度その診断でいいのか確認する．

▶ CASE-61 ··

病歴 25歳，男性．2日前に外傷性気胸で胸腔チューブ挿入され入院中であった．入院3日目朝より40℃の発熱と右上腹部痛が出現した．風邪症状はない．血液培養，痰，尿培養をとるとともに発熱精査を開始した．

所見 バイタルサインはショックだが，意識清明，眼瞼結膜やや黄色．全身に日焼け様の紅斑を認めた．項部硬直なく jolt accentuation 陰性．呼吸音左右差なく胸

腔チューブ刺入部発赤なし．右上腹部に圧痛，肝叩打痛あり．腹膜刺激症状はなく背部，四肢に異常は認めなかった．

WBC 12,000/μL，RBC 5.2×10^6/μL，Hb 14.5 g/dL，Hct 42.4%，Plt 92,300/μL，AST 420 IU/L，ALT 320 IU/L，CPK 750 IU/L，T-bil 4.0 mg/dL，BUN 60 mg/dL，Cre 1.5 mg/dL，CRP 5.0 mg/dL

経過 胆管炎や胆嚢炎を疑い造影 CT 施行するも，診断に至らず．エコーでも胆嚢壁肥厚は目立たず，壁の層構造もなかった．胆石，総胆管結石，胆泥なども明らかではなかった．総胆管の拡張もなかった．異常所見としてショックバイタル，肝逸脱酵素上昇，総ビリルビン上昇，肝叩打痛，右上腹部痛，に加えて全身紅斑を一元的に説明できる疾患を調べた．海外渡航歴や川遊びなどはなく，麻疹は予防接種済み．

図8 の CT では 40℃の発熱の原因になる異常所見は指摘できなかった．

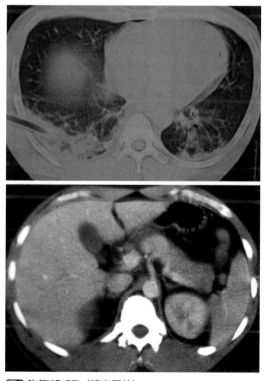

図8 胸腹部 CT（精査目的）

経過 診断のきっかけはまさに日焼けの後のような特徴的な紅斑であり，本人に「2日前の入院時から日焼けしてたっけ？」と質問したほどであった．これがきっかけで TSS の診断基準と合致し，クリンダマイシン，免疫グロブリン投与で軽快した．原因としては，胸腔チューブ刺入部は発赤なく，膿瘍もなかったが皮膚切開を行った部分はこの部位のみであったため，胸腔チューブ刺入部からのブドウ球菌感染が疑われた．チューブの抜去とともに刺入部の洗浄を行った．

1 週間後両手掌，両足底部分の皮膚剥離を認めた 図9．

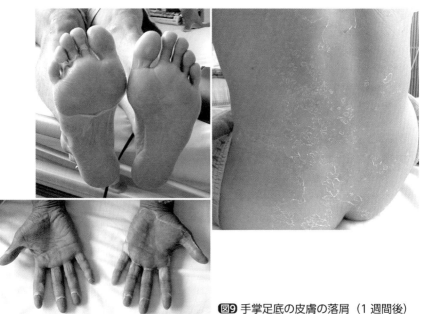

図9 手掌足底の皮膚の落屑（1 週間後）

診断のカギ

● TSS の診断は日焼け様全身発赤のみが診断の糸口であった．全ての異常所見を一つの疾患で考えてみる「一元的に考える」ことでこの診断に至った症例であった．高齢者の場合は 2 か所以上の異常所見が同時にある場合もあるが，まずは一元的に考えることが必要である．TSS 診断基準は成書参照のこと．

▶ CASE-62 ··

病歴 18歳，男性．前日より徐々に出現した左上腹部痛を主訴に救急外来に walk in で来院．痛みは持続痛であり体位による痛みの変化はない．悪心嘔吐はなく，やや食欲不振はある．排便なども問題ないとのことであり，腹部所見では異常なく胃腸炎疑いで帰宅となっていた．夜間痛みが治らないため再度救急室受診となった．

所見 腹部平坦軟．左上腹部痛はあるが圧痛も反跳痛もない．腸雑音は消失している．

WBC 13,000 以外，肝酵素，アミラーゼなども含め正常．

経過 単純レントゲン **図10** で左横隔膜にヘルニアを認め，確認したところ約1年前果物ナイフで左第7肋間刺創，単純縫合されていた **図11**．CT では横行結腸が胸腔内に嵌頓しており緊急手術を施行した．幸い嵌頓した横行結腸に壊死はなく，嵌頓腸管を腹腔内に戻し，横隔膜を修復し手術は終了した．術後7日で退院となった．

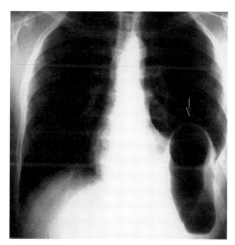

図10 左横隔膜ヘルニア

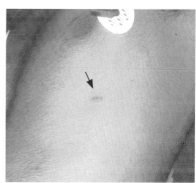

図11 1年前の刺創痕

診断 遅発性横隔膜ヘルニア

単純レントゲン **図10** で診断は容易だが，問診，診察のみでは診断が非常に難しい．

刺創のイベントから横隔膜ヘルニアまでの期間は，数年を要する場合もある．診断までの時間も遅れることが報告されており，死亡率は 20 ～ 80％と幅がある．死亡率の幅は診断時点での絞扼による腸管壊死のあるなし，診断までの時間などが関係していると考えられる．

この症例は 1 年前の刺創時にわずかな横隔膜損傷をきたしたはずだが，その時点でのレントゲンを確認したが気胸，胸水もなく全く正常であった．

◆「大網，小腸は policeman」

遅発性横隔膜ヘルニアがなぜ起きるのかを考える際に，腹部を手術する外科医はよく目にするが，外科医でない場合にはあまり考えが及ばないのではないかと思い説明する．大網，小腸は policeman（警察官）と書いたが，これは私が言った言葉ではなく，沖縄県立中部病院の研修システムを作られた真栄城優夫先生が，炎症の手術の際に「大網，小腸は policeman だ」と事あるごとに言われていた．

腸管穿孔や虫垂炎，胆囊炎など炎症疾患を手術する際に，炎症部分を必ず大網が覆っており，大網が届かない部分には近くの小腸が穿孔部分に張り付き，あたかもそれ以上穿孔などの炎症が拡がらないようにしているとしか思えない状況を目撃する．

また，SMA 狭窄の患者で，常に食後の痛み（post prandial pain）を訴えるため血行再建手術を試行した症例では，虚血に陥った小腸を大網が覆っており，これをメッツェン（ハサミ）で剥離する際に，大網から小腸への多数の血管が伸びており，壊死に陥りそうな小腸にかなりの血流を供給していた．つまり腹膜炎や腸穿孔時，虚血時には，生体反応として大網や小腸がその部分に寄っていき，警察官のように応急処置などの救助活動，血液の供給など生命の維持確保を行っている．まさに「大網，小腸は policeman」なのである．

この事実を踏まえ以下の仮説を読むと，なぜ遅発性横隔膜ヘルニアになるのか理解できると思う．

◆なぜ遅発性横隔膜ヘルニアが起きるのか

考えられる仮説としては，刺創で横隔膜に小さな穴ができ，腹腔側から横隔膜の穴にまず大網が寄っていきその穴を被覆する（大網，小腸は policeman）．しかし腹腔内と胸腔内の圧格差が生じることにより大網が胸腔内に時間とともに引き

JCOPY 498-16668

寄せられ，それに伴い損傷部分が拡大していく．大網には胃と横行結腸につな
がっており，可動性の大きい横行結腸が胸腔内に引っ張られ，はじめて症状が出
たものと推測する．大網は横隔膜の穴は塞いだが，胸腔−腹腔圧較差により胸腔
内に引っ張られ，時間とともに穴を押し広げヘルニアが完成したと考える．

　　流石の大網も穴は閉じたが圧較差には勝てなかった！！

♂ 診断のカギ

● 18 歳で左上腹部痛をきたす疾患として，憩室炎や家族性の膵炎などが
ないわけではないが，この年齢では稀なことや血液検査では膵炎では
なかった．
● また 18 歳男性が腹痛で救急室を受診することもあまりなく，まして一
旦帰宅後に同日再診したことは受療行動ありと捉えることもできる．
● 刺創の既往歴がある場合には横隔膜損傷の可能性と，遅発性横隔膜ヘ
ルニアの存在を知っておいてほしい．

◆ 横隔膜は結構高い

ちなみに横隔膜円蓋（ドーム状になった部分）の頂上は，
前胸部では第 4 肋間
側胸部では第 6 肋間
胸背部では肩甲骨 tip 付近
のかなり高い位置まで呼気時には横隔膜がきていることを認識しておく．
　余談になるが，胸腔チューブの挿入位置が低く，横隔膜を貫き腹腔にチューブ
が誤挿入されることを予防するためには，解剖学的な位置関係の把握を常に念頭
に置く必要がある．

▶ CASE-63 ·····

病歴　87 歳，男性．脳梗塞で他院入院中の患者であり最近食思不振が続いていたと
の情報である．来院日トイレに行った後で深夜 4 時ごろから 39℃台の発熱があり，
心窩部から右季肋部痛を訴えていた．採血で肝逸脱酵素の上昇を認めたことと，
意識レベルが低下したことで当院紹介となった．
所見　BP 100/60，PR 137，BT 38.0，RR 42，SpO$_2$ 95（Nasal 2L）．腹部平坦，や

や硬い，右上腹部優位に圧痛あり．板状硬ありそうとカルテ記載があった．通常の血圧は 170/ 台とのことであった．

経過 発熱，ショック，意識障害であり，発熱原因精査目的に直ちに頭部を含む CT，頭蓋内占拠病変を除外後に腰椎穿刺が施行された．髄液異常なく，腹部 CT では最初腹部異常なしと判断され，原因不明の敗血症で広域スペクトラム抗菌薬投与され経過観察されていた．来院から 2 時間で血圧触知できなくなり，下顎呼吸となったため気管挿管しノルアドレナリン使用後 ICU 入室となる．当直の外科医に CT 読影の相談があった．

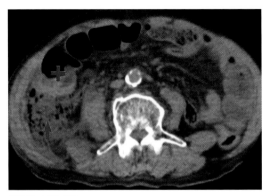

図12 大腸穿孔

確かにわかりづらいが 図12 の ✚ は上行結腸で ➡ が後腹膜に漏れた便である．

なぜ経過観察したのか？

単に CT 読影能力の問題であった可能性が高い．CT を行うまでは迅速な対応が行われているが，肝心の CT 読影で異常なしと判断し，原因除去が遅れている．来院時からショックバイタルであり，原因を直ちに突き止める努力を続ける必要がある．

CT を撮ったからにはその読影には責任を持って行う．自信がない場合は放射線科や他の医師に助けを求める．

診断 大腸穿孔

♂ 診断のカギ

● 意識障害，発熱，腹痛，ショックは必ず大腸穿孔も除外疾患に加える.

▶ CASE-64 ···

病歴 66 歳，男性. 前日より気分不良，食欲低下，軽い腹痛，腹部膨満感で救急室来院.

所見 BP 136/78，PR 90，BT 36.0，RR 16，SpO$_2$ 96（Room Air）. 腹部はやや膨満しており臍周囲に軽い圧痛あるが反跳痛はない. 腸蠕動音は減弱している.

経過 既往に DVT があることと，よくわからない腹部の症状と所見から，下肢，腹部のエコーを施行し，DVT はないが小腸壁が肥厚していた. 66 歳で通常は元気な病院に行かない人らしい. 精査目的に造影 CT を施行している **図13**.

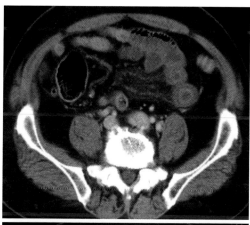

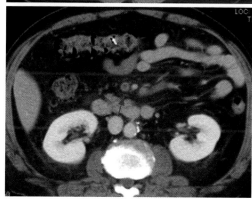

図13 SMV 血栓症

♂ 診断のカギ

● 受療行動．普通に元気な人が，軽い腹痛やお腹が張っているを主訴に病院に通常は行かないことを考える．受療行動があるため造影 CT 施行し診断できた症例であった．

▶ **CASE-65** ・・・

病歴　10 歳，男児．頻回の嘔吐，間欠的腹痛で受診．

所見　腹部所見はやや膨満，軟で腸蠕動音の亢進はあるも金属音はなし．排便排ガスはないが上気道炎が数日前にあったことより腸炎疑いで経過観察されていた．

経過　来院数時間後，腹部膨満が激しくなり，腹痛も持続痛に変わり血圧不安定となったため，血圧安定化し CT 施行後外科コンサルトとなった．

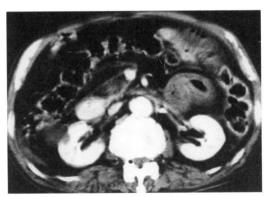

図14 左傍十二指腸ヘルニア

　下腸間膜静脈（**図14** の ➡ ）と腎静脈間に腸管は通常ない（☞ p.82 ［CASE-53］参照）．

　CT では下腸間膜静脈の背側に小腸を認め，左傍十二指腸ヘルニアの診断で緊急開腹術施行した．

診断　左傍十二指腸ヘルニア

♂診断のカギ

● 腸炎にしてはあまりにも痛がる場合には CT を施行する．この症例は，腸炎を疑う上気道感染はあったが，下痢がなく，典型的な腸炎には合致していなかったが，子供にはあまり放射線を当てたくないという思いから経過観察をしていたらしい．不必要な検査は行わないことは非常に大切であるが，時にこのような診断の遅れにつながることもある．

▶CASE-66 ···

病歴 55 歳，女性．以前胆石を検診で指摘された以外特に既往はない．昨日も間欠的な絞られるような痛みがあったがしばらくして治まった．本日も同じ症状が出現し，悪心嘔吐があったため来院．食事にこんにゃく，昆布，わかめなど，消化されにくい物の摂取はない．手術既往はない．

所見 BP 136/78，PR 90，BT 37.1，RR 16，SpO_2 96（Room Air）．腹部柔らかく圧痛，反跳痛はない．腸蠕動音に金属音はないが亢進している．エコーで胆嚢内に結石ではなくエアーらしき所見がある．腹部単純レントゲン上異常ガスを認めた（**図15** の ➡）．

経過 これまで手術既往がない 55 歳の元気な女性が，悪心嘔吐，間欠的腹痛排ガスなしを主訴で来院．腸閉塞と判断し入院を決定するため，上級医へのプレゼンテーションを行った．その際エコーの胆嚢所見やレントゲン上での胆管エアーに関して質問されたため，もう一度総胆管結石などの既往で胆管空腸吻合や乳頭切開術などの既往がないか確認したがそのような既往はないとのことであった．

ニボーを認め腸閉塞の所見である**図15**．しかし ➡ の部位に異常なエアーを認める．このエアーは総胆管のエアーである．

これまでの情報，異常所見を以下に挙げ，考えられる疾患を考察する．
・手術の既往のない 50 代女性
・以前胆石を指摘されていた
・腸閉塞となっている（来院前日も間欠的腹痛を自覚している）
・胆嚢内にエアーがある
・総胆管にもエアーがある

以上の内容を一元的に説明する必要があり，全ての状態を一つの原因で説明できる疾患は，

胆石イレウス以外にはない．

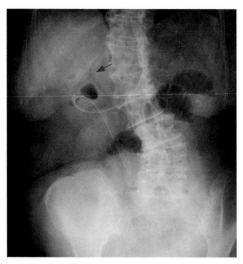

図15 胆嚢，胆管内エアーと小腸ニボー

◆胆石イレウス2つの仮説

　胆石イレウスは，胆嚢と十二指腸や（横行結腸）に瘻孔ができ，巨大な胆石が，十二指腸に落ち，胆石で小腸閉塞をきたす疾患として知られている（胆嚢‐横行結腸間に瘻孔ができた場合には腸閉塞はないと思われる）．どうして瘻孔ができるのかに関しては，推測となるが，一つは炎症が起きている部分に大網や腸管が寄っていきその上に張り付き穿孔を予防する（☞ p.96「大網，小腸は police-man」」参照）．この場合，胆嚢炎に対して十二指腸が近くにあるため穿孔を防ぐために胆嚢に張り付く．炎症や胆石の圧迫で胆嚢壁に潰瘍ができたり，壁が壊死を起こし胆嚢壁に穴があく．これを防ごうと張り付いていた十二指腸胆嚢にも穴があき十二指腸瘻ができたという考え方である．

　もう一つは，異物を排除しようとする生体反応の考え方である．これまでの臨床経験で，魚の骨が喉に引っかかり，1年後に頸部の皮膚から魚骨が排出された症例や，ヘルニアの手術で後腹膜に置き忘れたガーゼが20年後に膀胱結石（病理結果ではガーゼ）として発見された，つまり後腹膜から膀胱内へ移動していた（膀胱壁を通り抜けていた）ことなどを経験した．

　これらのことを正常な生体反応として捉えると，生体が異物と認識した場合には，それを体外へ排除する反応が働き，排除できる最短の部分へ異物を送り出す

JCOPY 498-16668

のではないかという仮説である.

　この考えからは胆嚢結石が大きい場合には生体が異物と認識し，これを体外へ排出しようとする働きが生じ，胆嚢から最短の十二指腸や，横行結腸に排出する体内反応が起きるのかもしれない.

◆胆石イレウスのつまりやすい場所

　腸閉塞に関しては，結石が腸管内を流れていく中で，腸管閉塞しやすい部分が2か所ある（生理的狭窄部とは違い，胆石イレウスの報告における石が引っかかりやすい場所の記載である）. 一つが十二指腸の水平部あたりともう一つが遠位小腸である. この症例の経過の中で来院前日にも間欠的腹痛を自覚したということがあったが，その説明になるのではと考えている. 前日の間欠的腹痛は胆石が十二指腸水平部に一旦引っかかり腸閉塞の症状が出たが，閉塞が解除され，小腸へ流れていった. その後に遠位小腸を閉塞し，腸閉塞となったと推論している.

　これらを踏まえてこの患者の経過，異常所見を考察してみる.

・手術の既往のない50代女性：
　　胆石になりやすいと言われている年齢
・以前胆石を指摘されていた：
　　巨大な一つの結石で胆嚢を充満するほどの大きさであった
・腸閉塞となっている（来院前日も間欠的腹痛を自覚している）：
　　胆嚢十二指腸瘻ができ，前日に巨大胆石が十二指腸水平部に一旦詰まったが，
　　すぐに改善し回腸末端で再び詰まった.
・胆嚢内にエアーがある，総胆管にもエアーがある：
　　これまで胆管空腸吻合や，乳頭切開の既往がないことより，胆嚢エアーは
　　十二指腸との瘻孔ができたことにより，十二指腸から入った.

　この患者の経過，レントゲン所見，エコー所見全て一元的に説明できたことになる. つまり胆石イレウスの診断でほぼ間違いないと考えていいと思う.

診断 胆石イレウス

♂ 診断のカギ

● 可能な限り全ての病態，状態，症状を一元的に説明できるように努力する．

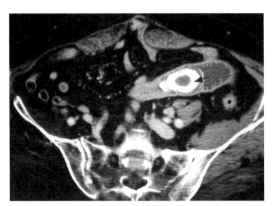

図16 胆石による腸閉塞

胆石が原因で腸閉塞になっている（**図16** の ➡ ）．

　一元的に説明できることは，考えている診断が正しい可能性がより高くなる．
　必ず自分の考える診断が正しいかどうか，経過，症状，血液検査，レントゲン検査，CT検査など全ての情報が今自分が考えている疾患で一元的に説明できるのか，矛盾するものはないのか考え直してみることは，誤診を防ぐ最も大切な方法であり，研修医に常に行うよう教育している．
　そうする癖をつけることにより次項に示す認知バイアスも解決できるかもしれない．

腹痛患者診断での認知バイアスをなくすための方法

　認知バイアスとは，自分の経験則や直感によって認知の歪みが生じ，合理的な判断ができなくなることを意味する．

　診察時には様々なバイアスがかかってくる．

・Anchoring bias（アンカリングバイアス）早期閉鎖
　　それただの腸炎だから痛み止め使ってて　バイアス

・Availability bias（アベイラビリティーバイアス）
　　きっと今度もこれに違いない　バイアス

・Confirmation bias（コンファメーションバイアス）
　　絶対これだ，これに合わないものは検査エラーだ　バイアス

・Hassle bias（ハッスルバイアス）
　　マジかよこんな時間に　バイアス

・Overconfidence bias（オーバーコンフィデンスバイアス）
　　先生のおっしゃる通りです　バイアス

などが診療時に起こりやすい認知バイアスである．

◤ Anchoring bias（アンカリングバイアス）早期閉鎖

それただの腸炎だから痛み止め使ってて　バイアス

　とはまさに錨（イカリ）を下ろした船が動かないように，最初に考えた診断に固執し修正できずそれ以上考えを進めない，**早期閉鎖の状況**に陥ることである．

CASE-60（☞ p.91 参照）がその典型であり，腸炎の診断を下したことにより，通常の痛み止めが効かず，さらに強い痛み止めを使用してもなお患者は痛みを訴えている．

「腸炎にしてはこんなに痛がるのはおかしい」と思考することを停止してしまったのである．

「医療に絶対はない，この診断間違っているかもしれない」という気持ちを常に持つ必要がある．

■ Availability bias（アベイラビリティーバイアス）

きっと今度もこれに違いない　バイアス

最近遭遇した類似疾患や一番想起しやすい疾患名を診断とする．CASE-58（☞ p.88 参照）がその典型である．突然発症，受療行動があるため，通常なら血管系の除外を行うのだが，最近似たような症状でアニサキスが多く見られたため，この症例もきっとアニサキスに違いない，と考えてしまった．

さらに，内視鏡で診断がつかなかったにもかかわらず，「内視鏡で見つからなかっただけで，この症例はアニサキスに違いない．小腸まで行ったアニサキスは内視鏡が届かないので確認できないだけだろう」というアニサキスの診断に固執してしまい（アンカリングバイアス）早期閉鎖にも陥っている．

この症例は，患者死亡となり，カルテにはアニサキスのことしか記載されていなかったため，裁判になれば検査義務違反などで敗訴となる可能性が高い．たとえアニサキスと思っても，カルテには突然発症，受療行動をきたす killer disease の可能性が低いことを考えた理由や，思考過程がわかるように常に記載しておく癖をつけることにより，killer disease を見逃さなくなる（☞ p.112［裁判に耐えうるカルテの記載］参照）．

JCOPY 498-16668

◼ Confirmation bias（コンファメーションバイアス）

絶対これだ，これに合わないものは検査エラーだ　バイアス

　自分に都合の良いデータは取り入れ，自分の考えに合わない情報や矛盾するデータは否定する．自分の思い込みで立てた仮説に都合の良い情報ばかりを集める．

　実際このバイアスがかかった症例はこれまでほぼ記憶にないが，CASE-55（☞ p.84 参照）はある意味このバイアスなのかもしれない．

　上級医が下級医を信用していない時や人間的に合わないと感じている時，プライドが高すぎて下級医のいうことを聞き入れないこともこのバイアスに含まれるなら，この症例では下級医が突然発症，受療行動で迅速に診断を進めようとしているにもかかわらず，上級医がストップをかけた．その医学的な理由はカルテ上明らかではなかったことから，この症例は人間的な好き嫌いによるバイアスであった可能性や，自分の判断を優先させるために都合の良いデータや経過のみ拾い上げ，診断がかなり遅れ，患者の不利益につながった可能性は否定できない．この症例はその後の結果が良かったため訴訟などの問題は起きなかったが，結果が悪かった場合にはかなり厳しい状況になる可能性を秘めている．

◼ Hassle bias（ハッスルバイアス）

マジかよこんな時間に　バイアス

　自分が最も楽に処理できるような仮説のみを考える．このハッスルの意味はやっかいごとなどの意味で，ものすごく忙しい当直の最後，もうすぐ仕事が終わると思っている時に，患者が来院したらこのバイアスがかかるかもしれない．「先生患者さんきてます」，「マジかよこんな時間に」と感じる時は無意識に入院にならない仮説を主に聞いてしまい重大な見落としをするのではないかと思う．実際私が研修医の頃にあまりの忙しさと疲労のためにこのバイアスに陥った経験もある．

　CASE-60（☞ p.91 参照）は午前 2 時の受診であり，初療医が眠くて早く診察を終わらせたいハッスルバイアスが無意識にかかっていたかもしれない．それで「悪心嘔吐」，「間欠的腹痛」，「下痢」に飛びつき，「腸炎」と放っておいても大丈

夫な診断にして安心した．頭の中で安心してまた寝たと思われる．その後に引き継いだ医師は，先輩の診断に従い，次に示すオーバーコンフィデンスバイアス，アンカリングバイアス，思考停止に陥った可能性がある．

　ハッスルバイアスがかかりそうなシチュエーションでは，過去の自分の反省も含め，今現在研修医には，「killer disease ではないことを即座に除外して，安心して，枕を高くして眠りにつこう」と教えている．つまり夜間，特にハッスルバイアスがかかる時間帯に来る患者は，「受療行動」を考える必要があり，重症の可能性が高く，研修医たちには造影 CT を行う閾値を下げるように言っている．
　一方医師は睡眠時間が削られ，たとえ素晴らしい人格者であっても，夜中 3 時の診察は辛く，知らず知らずにこのようなバイアスがかかっているかもしれない．ここに落とし穴があることを知ってほしい．働き方改革や，夜間のシフト制を利用すれば，このバイアスは少なくなるのではないかと考えている．

■ Overconfidence bias
（オーバーコンフィデンスバイアス）

先生のおっしゃる通りです　バイアス

　前医，申し送り医，指導医の診断を鵜呑みにする．必ず自分の責任で患者を担当する場合は，もう一度その診断で矛盾はないか確認することが必要である．

　特に上級医に申し送られ，腸炎疑い，胃炎疑いなど自然の治る可能性がある疾患の診断であった場合や，非常にご高名な先生に言われたことを鵜呑みにしてしまうなど，日常の診療の中に常に潜んでいるバイアスと言える．

　先輩がこう考えている，有名な〇〇先生がこう言われた，など他の先生方の診断や治療に敬意を持って対応することは医師としての基本であり非常に大切なことである．
　しかし「人は必ず間違える」と医療安全でも言われているように，もし患者の治療結果が悪かった場合は，責任は患者を任されたあなたにかかる．「あなたが責任を持って患者を治療する」限り，もう一度経過，画像所見，検査結果，症状が一元的に今の診断で説明可能か，何かおかしいところはないかを必ず確認するこ

JCOPY 498-16668

とをすすめる．

　これら様々なバイアスがそれぞれ絡み合い誤診に結びつく．

　誰にでもありうることであり，自分は大丈夫と思っても知らず知らずにバイアスがかかっていることもある．

常にバイアスはかかるもの

　一患者ごとに誤診はないかの確認を行う癖をつけることが大切である．

　確認方法はやはり「一元的に説明できるのか？」，「この診断本当にあっているのか？」に行き着く．既往，経過，家族歴，問診，診察，検査所見，画像所見，今の症状など全てが，考えている疾患で説明がつくのか．何か矛盾はないか？　を行うことである．

◆ ポイント

　最後にもう一度問診，診察，検査結果全てが自分が考えている疾患で**一元的に説明がつくかの確認を必ず行えば，たとえ認知バイアスがあっても修正できる可能性がある．**

　特に救急室で自分の責任で帰宅させる場合．

　入院患者ではグループ診療を行っていない主治医制の場合には常に行ってほしい．

◆ 医療の不確実性

　診断は正しくとも治療結果が悪い場合には医療過誤ととられる時代である．たとえ患者との関係は良くても，一度しか会っていない家族に訴えられることもある．医療経験の浅い研修医や若手医師だからと言って責任回避できるわけではない．医師免許を持った時点でたとえ研修医であっても責任は問われる．

　では具体的に研修医や若手医師にどう教えていけば良いのか？

　実は具体的にこれを行えば絶対大丈夫というものはない．訴える側も医療裁判に勝つ可能性が半分未満と不利なのがわかっているのに，どうして裁判を起こすのかを考えると自ずと対策が見えてくる．

　次項はその具体的な対策も含めて現在我々の研修医教育に使用している方法も紹介する．

訴訟はなぜ起きる？
訴訟回避するための心がけ

　これまで外科救急疾患の診断治療を研修医に教育することで満足していたが，ここ数年病院内で医療安全を担当するようになり，院内の問題，訴訟を目の当たりにすると，最近特に今提供している教育では足りていないことを自覚しはじめた．

　「懸命に努力している研修医に，医学的な実学を教えることは大切である．しかし救急をはじめ診断治療における医療の不確実性を考えると，いつ裁判に巻き込まれてもおかしくない時代であることも是非教えておかなければならない」という思いで記載したのがこの章である．

　決してテクニックを示しているのではなく，経験もない研修医がトラブルに巻き込まれることをできるだけ避けるため，またもし巻き込まれても日々真面目に努力している人が報われることを目的として記載したことをご理解いただきたい．

◆「患者のための医療」

　患者を大切に思う気持ちを持って接し，その気持ちがちゃんと態度や言葉で相手に伝わるように努力し，診察，対応ができるようになること．これが最も大切であることは忘れないでほしい．

■ 腹痛患者の帰宅時の説明について

　研修医の先生に伝えていることは，「断言しないこと」である．

　救急現場で病状の説明を行う際に，実は何一つ断言できないことばかりであることに気づく．「ある疾患の症状の始まりの可能性があり，今後症状の完成で診断できる場合もよくあること」を必ず説明に付け加えておくことをすすめる．外傷でも，「骨折はありません」と断言することは30数年経験した私もいまだにできないことである．私が使っている説明は「行った検査では明らかな骨折を指摘できませんでしたが，痛みがあるため，症状が続いたり，悪化するようなら，もういちど検査を受けてください」である．

　また入院の必要がない場合には，本人家族が納得することはもちろん，カルテ

には現時点では入院の必要はない状態である理由，例えば，「症状がなくなり本人帰宅を希望されたため」などは必ずカルテに記載してほしい．

「腸炎です」と断言して帰宅と告げたのちに，緊急手術が必要であった絞扼性腸閉塞の症例では，緊急手術後順調に回復し退院したにもかかわらず，腸炎の診断で帰宅の判断をした医師の対応が許せないとのことで，訴訟寸前までいく事態に発展した．

手術で無事に退院できたことに関しては感謝されていたが，「最初に帰宅を促した医者の対応が絶対許せない」ということであった．

帰宅時にどう対応したのかを問うと，家族曰く，痛そうにしている患者に対して，
「腸炎だからそのうち治ります．今治療することはありませんので帰宅です」
「普通この人はこんなに痛がりませんが大丈夫ですか」，「せめて入院できませんか」
「入院してもやることはありませんので帰宅です」
とのやりとりであったそうである．患者家族曰く，非常に形式的に心無く，患者は痛がっているのに冷たくあしらわれた印象が強く，決して許せないと言っていた．

また胃炎，腸炎の診断をつけることは危険である．上記の例でも痛がっている患者の対応に関しては問題であるが，腸炎と診断したことにより，自然に治ると判断し帰宅させた．

たとえ入院させたとしても，胃炎，腸炎は「自然に治る」と認識され，入院患者でも状態悪化時に医師の対応が遅れる．つまり自然に治る疾患の診断がついていることによりバイアスがかかり，それ以上の思考をしなくなる．

対策として，腸炎，胃炎の診断はつけず，**非特異的腹痛**とすることで，症状悪化の際に，もう一度推論が行われ結果的に患者の命が守られることになる．

安易な，軽傷疾患の診断や「全く問題ありません……や絶対大丈夫です……」などの断言する説明は非常に危険である．

● 救急患者帰宅時の説明では断言しないこと．
● 腸炎，胃炎の診断名はつけないこと．

■ 裁判に耐えうるカルテの記載

そもそもカルテ（診療録）は毎日の患者診療の記録である.

その書き方は，入院患者は SOAP で記載したり，重症患者は BY SYSTEM で記載する場合や，weekly summary を記載することなどを基本に記載方法は患者状態や組織の決まりに沿って行っている.

診療録（カルテ）の基本としては，患者の**診療に関する事実**のみを記載するのであって，他院の批判，「診断が早ければ助かったかもしれない」などの推測，「こうすればよかった」などの反省，「報告したのに……」などの上司の批判，「説明するも理解力がなく……」や「モンスター……」などの患者の批判ともとれる記載（せん妄状態に陥っていると判断した場合には診療録記載となるが），など診療に直接関係しないものは記載しないことが原則である. カルテ開示が日常行われるようになっており，思わぬトラブルを招く.

M&M（Morbidity and Mortality, 合併症と死亡症例検討）など各病院で医療の質向上のために忌憚のない意見交換を行っていると思うが，その内容に関しては，カルテ非開示ファイル（内部文書）を病院で作成しそちらに保存する必要がある. 理由としては「カルテ開示されるから話し合わない」のではなく，医療の質やレベルの向上目的で行った話し合いの内容は内部文書として院内で非開示資料として決定しておくことにより，開示を強制されないことを知っておく（最高裁 1999 年 11 月 12 日決定で認められている）. 医療の質向上のための院内での取り組みは今後も継続するべきである.

● カルテには診療に関わる事実のみを記載する.
● 批判，推測，希望などは記載しない.

◆ 裁判に耐えるために

患者医師間の良い関係を保ちながらみなさんは日常診療を行っていると思う. 医療安全に関わっていると，全体からはほんの一握りかもしれないが，トラブルに巻き込まれる医師を目の当たりにする.

今の時代，患者の状態が悪化して，最悪の結果になった場合，患者側は医療過誤ではないかと疑いを持つ時代であり，いつ何時訴えられるかわからない. もし訴えられた場合に，あなたを守るのは，「**あなた自身が書いたカルテの内容**」以外

はないことを知っておいてほしい.

　特に救急では，患者医師間の信頼関係は育みにくく特に注意を要する.

　どんなに症状が軽くとも，

　「死に至る疾患の除外を行ったこと」のカルテ記載は必ず行うこと.

　例えば心窩部痛の場合は，心筋梗塞，肺塞栓，Boerhaave 症候群の<u>可能性が低い理由</u>を 1 行でも記載しておくなどである.

　このような癖をつけておくことで，診察時にあなたは常に死に至る疾患は意識することになるため，非典型例の killer disease 患者を発見し救命にもつながることになるかもしれないし，帰宅させた患者が不幸な転帰となり裁判になった時でも自分を助けることにもなる.<u>「死に至る疾患の除外を行ったこと」のカルテ記載は患者のためでもあり自分のためでもある</u>こと.つまり悪いことは何もないことを意識して是非行ってほしい.

　帰宅の理由もしっかり記入する.「痛みが軽減し，本人帰宅希望」,「症状消失で帰宅可能である」など帰宅する際の患者の状態が，誰が見ても帰宅できる状態であったということを記載しておく.

　問題となった記載例として，

　最初は虫刺され程度の腫脹であり，この時に救急室で診察を行い帰宅としている.

　カルテには

　「虫刺されであり，リンデロンを処方し帰宅」

　と記載していた.

　2 日後他院に救急搬送され，壊死性筋膜炎で緊急手術も虚しく帰らぬ人になった.

　裁判になった場合，カルテには虫刺されと断言しており誤診の可能性が高いと判断され，数個の〇〇義務違反などで敗訴となると思われる.

　真実は，虫刺されで病院に行った後に，泥遊びを行い，掻きむしった皮膚欠損部から細菌感染となり，壊死性筋膜炎に発展した 2 次感染であった可能性が高かったが，その事実は問題視されていない.

　ではどうすればよかったのか？

まず「断言しない」
次に同じような症状の「最悪の病態に関する，陰性所見を必ず記載しておく」

この場合では発赤腫脹の最悪な病態としては壊死性筋膜炎である．
たとえ虫刺されで来院の場合でも，親は心配してきており，特に子供の場合は，発赤腫脹が激しい例もある．
「バイタルサインは安定しており，本人は痒み以外に，激しい痛みや歩行時の痛みもなく，壊死性筋膜炎は考えにくい」と壊死性筋膜炎ではない，陰性所見である，「激しい痛みがない」，「歩行時の痛みがない」，「バイタルサインは安定している」ことなどをきちんと記載しておく．

この記載をしていれば，結果的に最悪の状況である壊死性筋膜炎になったとしても裁判では，「来院時にこの疾患を判断することは不可能であった」もしくは「来院時にはこの疾患は発症していなかった可能性が高いため，来院時点で診断することは不可能であった」と判断されることになる．

また帰宅時には今後悪化する場合の説明も行う．「何かあったらきてください」ではなく「痛がり方が激しくなったり，発熱，歩く際に痛がったりした場合には，壊死性筋膜炎の可能性がありますのですぐに医療機関を受診してください」などわかりやすい説明を行う．この時点で最悪の事態は考えながら治療を行っていたことがはっきり理解できる．

大切なのは帰宅前にもう一度，
「この患者が帰宅後に不幸な転帰になったら，今のカルテで裁判に耐えられるのか」
を常に考えて記載するように努力すること．
忙しく，疲労困憊の中ではそのような余裕もない場合が多いが，そのもうひと頑張りで上記のことを自問してみてほしい．
何か忘れていた質問などがきっかけで，診断に至り患者の命を救うことにつながる可能性もあるし，非常に稀な転帰をたどり，最悪，悪い結果で裁判になった場合でも，来院時点での自分の判断の正当性が証明され，自分のカルテ記載で救われることになるかもしれない．

そもそも裁判は一生懸命に頑張っている先生方の正義を証明する場所ではなく，

114

ただ単に紛争を解決する場所である．裁判所が重きを置くのは，カルテの記載であり，あなたが裁判所でどう証言しても，カルテに記載がないものは，「やっていない」，「考えてもいない」と判断されてしまう．

　裁判であなたを救うものは日頃の行いでもなく，自分の頑張りでもなく，**自分が書いたカルテの記載**のみであることを知っておいてほしい．

　真面目に昼夜を問わず患者の治療に邁進している研修医，若手先生方に，忙しすぎてカルテの記載が不十分であったがために，その後のキャリアをストップしなければならない状況になることだけは避けてほしい．

● 患者を帰宅させる際，「もしこの患者が最悪の状況になったら，今のカルテで裁判に耐えられるか」を常に考え，患者への説明を行い，カルテにも記載を行う．

◢ 訴訟はなぜ起きるのか

　医療事故が起きた場合，2000年頃から患者側はまず医療過誤が起きたと考えるようになっている．

　説明を行っても納得してくれず，最悪訴訟につながることがある．

　医療訴訟は現在は年間900件程度であるが，訴訟にならないまでも，トラブルはその10倍以上と言われている．

　一方日本での医療訴訟は病院側，医師側が勝訴するのが約5〜7割といわれている．では訴える側は，敗訴する可能性が高いのにどうして訴えるのか？

　「あの医者絶対許せん」という患者の家族の心情も影響している可能性はあると思われる．

◆ 初頭効果

　1946年ソロモンアッシュが提唱したと言われている．

　初頭効果とは，最初に与えられた情報が後の情報に影響を及ぼす現象を指し，第一印象が大切であることを提唱している．

　確かに最初の印象が悪い場合，その後また会う機会がなければその印象は払拭できない．

　まさに患者の家族は一度しか会わない人もいる．その人があなたに悪い印象を

持っていた場合で，患者の経過が悪かった場合，「あの医者が悪いに違いない」となり「あの医者訴えてやる」となることも当然考えうる．

◆ メラビアンの法則

アメリカの心理学者アルバートメラビアンの実験で，人と人がコミュニケーションを図る際，実は「言語情報 7％」，「聴覚情報 38％」，「視覚情報 55％」という割合で影響を与えていることを示した心理学上の法則である．

これだけからは，見た目や態度が何よりも大切と考えられがちだが，この実験は言語，聴覚，視覚においてそれぞれ得た情報が矛盾していた場合には，どの情報が優先されるかの実験であり，決して言語の情報が意味を成さないという意味ではない．

いずれにしても第一印象は非常に大切であることを示している．

最初の面談時に，担当患者の治療結果が悪ければあなたがトラブルに巻き込まれるかどうかが半分決まっているようなものである．相手に「この医者最悪」という印象を与えるかそうでないかは大きな違いであることを認識してほしい．

第一印象は非常に大切であることは言うまでもないが，表面だけ繕ってもうまくいかないのは当然である．もっと大切なこと，つまり訴えられる医師になるかそうでないかは，

「患者を大切に思う気持ちがあるかないか」，また**「その気持ちがちゃんと態度や言葉で相手に伝わっているか」**にあるのではないかと思う．

患者側からは「**好きな医師は絶対訴えない**」とも言われている．「親身になって診てもらっている」と患者が感じる医師かどうかが最も大切であると研修医には教育している．日本全国の病院で患者第一を医療理念に掲げている病院がほとんどであり患者の立場に立った説明や対応も当然のことなのである．

合併症をよく起こすのに一度も訴えられていない医師がいる一方，凄腕の医師が何度も訴えられている事実をある国の調査で報告されていた．説明時間の違いなど色々考察されていたが，人を思いやる説明ができる医師かそうでないか，「医療を施してやっている感覚で上から目線で説明している医師」か，「患者のために，患者が納得できるまで説明しますよを本気で思って説明している医師か」が関係しているのかもしれない．

JCOPY 498-16668

　医師は医療関係者との付き合いがどうしても多くなるため，いつもの調子で相手が理解していると思って話をする．

　我々の常識とは違う常識，例えば，「医療の不確実性」は医師は当然と感じているが，患者側では「病院に行けば全て治る」と考えている人も多く見かける．

　ではどうやって相互に信頼関係を築くのか？

　医師の数だけ方法は異なるが，医師は誰よりも面接のプロでなければならないと考えている．

　我々医師が相手する患者やその家族は，普通の人ではあるが，精神状態が普通ではない場合もよくある．

　「自分の命がなくなるかもしれない」「自分の愛する人が死んでしまうかもしれない」という緊急事態での説明もある．特に緊急手術前にはそのような状況に出くわす機会が多かった．

　このような状況でも患者やその家族と向き合う必要がある医師は，実は最も面談がうまい，プロになる必要があると考える．

　今後の医療面接に参考になる可能性がある方法を次に紹介する．

- ● 患者，家族との信頼関係はトラブルにならない意味でも最も大切である．
- ●「患者を大切に思う気持ちがあなたの態度や言葉で相手に伝わっているか」を確認しながら病状説明を心がける．

◢ 訴訟を回避するための方法はあるのか

　患者やその家族との信頼関係を作る方法でこれを行えば大丈夫となる免罪符はない．

　メラビアンの法則では非言語要因が93％と言うことであるが，決して言語をおろそかにしていいというわけではない．話し方や，声の大きさ，相手にあったリズムで話しているのかなど常に相手を観察し行う必要がある．

　初対面の人が相手で，相手の精神状態も様々であり，事前にそれを知る術はない．

　対面してはじめてわかることになる．つまり一発勝負となる．

　1970年代あたりからコーチング，カウンセリング，催眠療法などの達人達が，

どのようにしてうまく初対面の人を導くことができているのか，催眠療法がなぜ可能なのか，その秘密は何か，などを調べられてきた．詳しくは専門書を参照してほしいが，この中で，「これは医師の面談に使えるのではないか」というものがあるので紹介する．

　コーチング，カウンセリング，催眠療法などの達人達が行っているこれらを成功に導くために最も大切なことは

　「相手との信頼関係を作ること（ラポール形成）」

であり，これがないとこれら全ての治療はうまくいかないと述べられている．

　信頼関係を作ることは患者 - 医師間では必須であり，状況がよく似ている．医師はこの技術を学んで患者 - 医師間の信頼関係をさらに良いものにできるはずである．

　ではこの達人達は具体的にどのようにして，相手との信頼関係を構築しているのだろうか？

　達人と呼ばれる面談のプロたちは初対面の人との信頼関係構築のために最低限以下の3つは原則として行っているらしい．

・ミラーリング
・ペーシング
・バックトラッキング

　ミラーリング，ペーシングはほぼ同じ意味で，相手をよく観察し，相手と同じ姿勢，同じ動作を行うことが「ラポール」を築くのに最も簡単な方法である．しかし露骨に行うと違和感が生じることには注意が必要であるが，相手のリズムに合わせて対話することが非常に大切である．また呼吸，声の調子，話し方も相手に合わせることがさらに効果的であるとのことである．

　この方法は相手をよく観察し，相手が今どのような精神状態なのかがよく把握できるはずである．「今パニックに陥っているようなので，まず落ち着かせてからではないと，説明しても伝わらない」，「かなり神経質のようなので，バックトラッキングで進めた方が良さそうだ」，「相手は攻撃的な話し方なので何か不満があるようだ．まずその不満を聞き出そう」．これらは相手をしっかり観察し，相手

JCOPY 498-16668

が今どのような精神状態なのかを把握することを目的としていると捉えてほしい．決してただのテクニックで，こうすれば大丈夫というものではない．

　これらに加えて「バックトラッキング」とは何かというと，「おうむ返し」のことである．相手が言った言葉と同じ言葉を使うことにより，まず相手は自分の話をよく聞いてもらっていると感じる．
　いちいち相手の言葉を言い換えたり，遮ったり，相手の言葉を無視したり，無反応で一方的に自分の説明だけする場合とは，印象が全く異なる．
　自分の言葉を一回一回言い換えられてなんとも思わない人もいるが，「馬鹿にしているのか」と烈火の如く怒る人もいる．そのどっちの人のかは初対面ではわからない．

　一方**自分が発した言葉を繰り返されて怒りを覚える人はいない**．まして，「この人私の話をよく聞いてくれている」という印象を与える．
　バックトラッキングは100人が100人とも違和感を感じない方法であり，相手の言葉を繰り返して，会話を続けていく．
　「自分の話をよく聞いてくれている」という印象も強い．

　つまり我々は，相手の気持ちを察して，寄り添い，言葉も態度も相手の気持ちを考えながら，相手の精神状態を察しながら行うことが理想である．十分に時間のある場合にはそのような余裕もできるであろうが，緊急手術の場合には疎かになることが自分の反省を含めよくあった．

　臨床の実学を研修医に教育する中でどのようにして経験のない研修医や若手医師がインフォームドコンセントや病状説明をうまくできるのかが長年の課題であった．

　現在まだ日は浅いが，研修医同士で，ミラーリング，ペーシング，バックトラッキングをトレーニングし，外来や救急で多数の患者を診察，診断，治療で実践を行っている．うまくできる，うまくできないの個人差は当然あるのだが，幸いなことに以前は時々あった患者やその家族からの研修医に対する苦情は現時点ではこの実習を行った研修医たちへはない．有効な方法ではないかと考えており，これからも継続していく予定である．

● 医師は面談に関してもプロフェッショナルになる必要がある.
● 面談のプロフェッショナル達に学ぶことも大切である.

【参考文献】

1. 吉村長久, 山崎祥光(編). トラブルを未然に防ぐカルテの書き方. 医学書院, 2022.

JCOPY 498-16668

あとがき

　この本の内容は，現在私が院内研修医講義や大学での学生講義に使用している内容をアレンジしたものである．私の研修医時代は大変忙しい病院であったが，上級医やスタッフによる研修医向け臨床講義が定期的に行われており，医師の経験年数が上がったら後輩医師に講義などを行い，教えなければならないことは当たり前の環境であった．毎朝のカンファレンスで外科スタッフ医師が教えてくれたこと，救急室や他科からの外科コンサルトで紹介された教育になる症例を取り溜め，まずは私が卒後 10 年目あたりから研修医の先生に「滅多にない外科疾患」，「忘れた頃にやってくる外科疾患」などと題して草の根的に講義を始めていた．思えば 20 年以上も昔である．

　自分が研修医の頃に当直で最も恐怖に感じていたことは，「知らない疾患の対処」，「知らない疾患の見逃し」であった．
　当時私の日々の最大のストレスは，部屋に窓がないことでも，給料が安いことでも，休みがないことでも，自分の時間がないことでもなく，「いつ何時来院するかわからない，判断を誤ったら死に直結する可能性のある患者を外科医として適切に診断治療しなければならないプレッシャー」と「知らないことがまだたくさんある」自分の無知に関することであったように思う．時には仲間と「時給に換算したら俺ら……バーガーより安い，えー」など愚痴をこぼしながらも日々懸命に診療を行った．

　このストレスを解消し安心して毎日を送るために，見たことのない外科疾患に関して本や論文を読んだりしてイメージを膨らませ，いつ来院するかもしれない疾患に備えてきた．このストレスはその後外科 young staff になってもずっと継続した．その中で稀な症例や勉強になる症例を経験し，本，論文を読み研修医や後輩外科医に診断のコツ等を伝えることを繰り返していくうちに，知らないことへの恐怖からくるストレスは軽減されてゆき，次第にやりがいに変わってきた．後輩ものちに研修医に講義を行いさらに実学を伝達している．

　今回腹痛診断に関する内容であるが，この内容をまとめている時に，この内容の講義を聞いていた研修医 1 年目 T 君，M 君が救急室初療で来院数分で腹膜刺激症状の全くない時点で SMA 血栓塞栓，SMA 解離を診断してくれた．これで最近私の腹痛に関する講義を聞いた 1～2 年目の研修医が SMA 血栓塞栓症や SMA

単独解離を診断してくれた人数は，私に報告してくれた人では 5 人になった．少なくとも 5 人の短腸症候群を阻止できたわけである．たった 5 人であるが私にとっては大きな 5 人であり，この 5 人がその後輩達に診断のコツを教育してくれるはずである．

また病院内で医療安全を担当し，様々な院内の問題に関わるようになった．そこで思ったことが，「懸命に努力している研修医の先生に，臨床的な実学を教えることは大切であるが，救急をはじめ診断治療における医療の不確実性を考えると，いつ裁判に巻き込まれてもおかしくない時代であることも教えなければならない」である．医学的なことと同じく，見逃し，訴訟に関しても知識を与える必要性を感じてきた．この本の後半には簡単ではあるが，少なくとも研修医のうちから知っておいてほしい見逃しが起こる状況や，カルテの書き方，訴訟がどうして起きるかなどに関しても記載した．

この本の出版にあたり，今回も中外医学社さんのサポートをいただいた．宮崎さんをはじめ中外医学社スタッフの皆様のおかげでこれまでの講義内容をまとめるきっかけを与えていただき心より感謝している．将来 AI が診断するようになるかもしれないが，ここで書いたことは，医師としての腹痛診療の基本知識と思っており，この本が若手医師たちのお役に立てることを願ってあとがきとする．

JCOPY 498-16668

索　引

著者略歴

嵩下英次郎　Eijiro Dakeshita

1991 年産業医科大学卒業．沖縄県立中部病院で初期，後期研修終了．沖縄県立北部病院，沖縄県立宮古病院．2002 年トロントジェネラルホスピタル（カナダオンタリオ州トロント）一般胸部外科で 2 年間クリニカルフェローとして故 Pearson 先生，故 Ginsberg 先生より薫陶を受ける．クイーンメリーホスピタル（香港）で John Wong 先生より食道外科を学ぶ．沖縄県立八重山病院，沖縄県立中部病院外科，長崎みなとメディカルセンターを経て，現在は友愛医療センター副院長．

琉球大学臨床准教授，長崎大学非常勤講師

日本外科学会外科専門医，日本救急医学会，日本専門医機構救急科専門医，日本がん治療認定医機構がん治療認定医，産業医，LMCC（カナダ医師免許）

緊急対応 見逃さない腹痛診断の極意　　　ⓒ

発　　行	2024 年 4 月 20 日　1 版 1 刷
著　　者	嵩　下　英　次　郎
発行者	株式会社　**中外医学社**
	代表取締役　**青　木　　　滋**
	〒 162-0805　東京都新宿区矢来町 62
	電　話　（03）3268-2701（代）
	振替口座　00190-1-98814 番

組版 /㈲エイド出版
印刷・製本 /横山印刷㈱　　　　　　〈MM・KN〉
ISBN978-4-498-16668-4　　　　　Printed in Japan